医疗与健康运作管理丛书

丛书主编　李金林　冉　伦

TELECONSULTATION RESOURCE ALLOCATION AND SCHEDULING OPTIMIZATION

远程会诊资源配置与调度优化

乔岩　著

北京理工大学出版社
BEIJING INSTITUTE OF TECHNOLOGY PRESS

内 容 简 介

本书根据河南省远程医学中心的远程会诊流程和2016—2018年的远程会诊数据，对远程会诊资源配置优化、调度策略优化和调度方案优化三个方面问题进行了研究。本书创新性地提出了基于远程会诊流程的离散事件仿真模型、新的专家预指派调度策略以及考虑多种不确定性建立的随机规划模型，弥补了国内外远程会诊运营管理研究的不足，丰富和完善了医疗运营管理的理论和方法体系，为远程医学中心合理调度会诊病例、提高运营效率提供了理论依据和决策支持。

图书在版编目(CIP)数据

远程会诊资源配置与调度优化 / 乔岩著. -- 北京：北京理工大学出版社，2022.2
(医疗与健康运作管理 / 李金林，冉伦主编)
ISBN 978-7-5763-0821-1

Ⅰ. ①远… Ⅱ. ①乔… Ⅲ. ①远程会诊-资源配置②远程会诊-调度 Ⅳ. ①R44

中国版本图书馆CIP数据核字(2022)第010821号

出版发行 / 北京理工大学出版社有限责任公司
社　　址 / 北京市海淀区中关村南大街5号
邮　　编 / 100081
电　　话 / (010) 68914775（总编室）
(010) 82562903（教材售后服务热线）
(010) 68944723（其他图书服务热线）
网　　址 / http：//www.bitpress.com.cn
经　　销 / 全国各地新华书店
印　　刷 / 三河市华骏印务包装有限公司
开　　本 / 710毫米×1000毫米　1/16
印　　张 / 9
插　　页 / 2
字　　数 / 139千字
版　　次 / 2022年2月第1版　2022年2月第1次印刷
定　　价 / 66.00元

责任编辑 / 申玉琴
文案编辑 / 申玉琴
责任校对 / 周瑞红
责任印制 / 李志强

前　言

作为“互联网 +”时代的一种新兴医疗服务模式，远程医疗正在成为缓解我国优质医疗资源分布不均的一条有效战略途径。近十年来，我国连续发布了多条政策，以鼓励和推动远程医疗的建设和发展。在2020年抗击新冠肺炎疫情的战役中，远程医疗发挥了重要的作用。随着国家政策的积极引导以及通信技术的迅猛发展，我国的远程医疗近年来得到了快速的发展。远程会诊申请量和服务量逐年上升，但远程会诊医疗资源难以跟进，远程会诊运营管理成为远程医学中心进一步提高会诊效率、提升远程医疗资源利用率和患者满意度的关键。

本书根据河南省远程医学中心的远程会诊流程和2016—2018年间的远程会诊数据，通过建立仿真和数学规划模型对远程会诊资源配置优化、调度策略优化和调度方案优化三个方面问题进行了研究。

本书首先研究了远程会诊资源配置优化问题。首先，将远程医学中心现有的远程会诊流程抽象为排队系统并建立离散事件仿真模型，对会诊申请间隔时间和服务时间进行核密度估计，分别得出各自密度函数的分布函数，采用反变换法生成到达时间间隔和服务时间随机变量样本，作为模型输入。通过将仿真模型得出的平均等待时长和真实观测值进行对比，验证仿真模型的有效性。其次，分析在不同内科医学部专家数量和诊室数量下仿真系统的性能，并得出在现有的会诊申请规模下，最优的内科医学部专家数量和诊室数量资源配置方案。

本书接着研究了远程会诊调度策略问题。首先，提出了一种基于新的会诊流程的专家预指派调度策略，并建立了与原有两阶段调度策略相同参数设置的离散事件仿真模型。为进一步还原真实场景，设计算法模拟专家空闲时间并为专家预指派策略中的专家调度设计启发式算法。其次，通过仿真对比两种调度策略的性能表现，发现在现有资源配置下，新提出的专家预指派策略性能更优。最后，对两种策略在不同会诊申请达到规模和专家换班时间下进行灵敏度分析，并对有关结果进行对比分析。

本书最后研究了远程会诊预约调度优化问题。首先，针对远程会诊预约调度中的服务时间随机性和基层医院医生爽约等不确定因素，以考虑排序和不考虑排序两种方式，建立了两个两阶段随机规划模型，并通过样本平均近似方法和启发式算法求解，结果表明，考虑排序的调度方式要优于不考虑排序的调度方式，但是考虑排序的调度求解时间过长，在不同的会诊申请规模和调度时间限制下，可采取不同的方式和求解方法得到合适的调度方案。其次，考虑上级医院专家到达不守时的情景，得出由此造成的两级医生等待和诊室空闲之间的 6 种关系，并归纳成相应的约束，以最小化未分配惩罚成本、上级医院专家等待成本、基层医院医生等待成本、诊室空闲成本和超时成本为目标，考虑随机服务时间和会诊申请的排序，建立两阶段随机规划模型，并通过 Benders 分解对模型进行求解，得出最优的调度方案。

本书创新性地提出了基于远程会诊流程的离散事件仿真模型、新的专家预指派调度策略以及考虑多种不确定性建立的随机规划模型，弥补了国内外远程会诊运营管理研究的不足，丰富和完善了医疗运营管理的理论和方法体系，为远程医学中心合理调度会诊病例、提高运营效率提供了理论依据和决策支持，有助于远程医学中心降低运营成本、提高资源利用率以及提升远程会诊服务质量。

本书的相关研究工作得到了国家自然科学基金项目（71972012、71432002、71672011）的资助。在研究过程中得到了北京理工大学管理与经济学院冉伦教授、李金林教授，普渡大学威尔顿生物医学工程学院孔楠教授和国家远程医疗中心副主任翟运开教授的大力支持和帮助。在编写过程中，王志远、万铭师、吉萌蕾等对本书的模型讨论与文字整理做出了较大贡献，在此一并表示衷心感谢！

由于作者水平有限，难免有不妥或疏漏之处，敬请专家、读者指正。

目　录

图目录

表目录

主要符号对照表

pdf 概率密度函数（probability density function）
CDF 累积分布函数（cumulative distribution function）
FCFS 先到先服务（first come first service）
TSS 策略 两阶段调度策略（two - stage scheduling strategy）
PAE 策略 专家预指派调度策略（prior - assigning expert scheduling strategy）
SAA 样本平均近似（sample average approximation）
2 - SP 两阶段随机规划（two - stage stochastic programming）
MILP 混合整数线性规划（mixed - integer linear programming）
OV 方差序（order of variance）
OVC 方差—等待成本比率排序（order of variance to waiting cost ratio）
OSC 标准差—等待成本比率排序（order of standard deviation to waiting cost ratio）
CPLEX 一个求解数学规划问题的商业求解软件

第1章　绪　　论

1.1　选题背景

党的十九大报告提出“实施健康中国战略”，并指出人民健康是民族昌盛和国家富强的重要标志。随着医改的深入推进，近年来我国医疗服务供给逐步加大，医疗服务体系不断完善，服务水平不断提高，我国医疗问题得到了一定程度上的缓解。但是我国的医疗服务依然面临着医疗资源分布不均衡，优质医疗资源过度集中在经济发达的省份和城市的问题。截至2018年，全国37%的医疗机构都集中分布在东部地区，三甲医院作为优质医疗资源的代表，有45%集中在东部地区，而中西部地区只有不到三成比重。农村地区和边远地区“看病难、看病贵”的问题依然未得到充分有效的解决。

远程医疗作为“互联网+”时代的一种新兴医疗服务模式，成为进一步缓解我国医疗资源总量不足、分布不均的一条有效战略途径。我国一直在大力支持和推进远程医疗的发展。图1.1展示了近年来我国政府为推动远程医疗发展所出台的政策文件，体现出国家一直在鼓励、引导和规范远程医疗的建设与实施。特别是在2020年抗击新冠肺炎疫情这场严峻的斗争中，远程医疗发挥自身优势，使部分危重病人的诊治得到了及时精准的远程指导，有效地提高了医疗资源相对落后地区的诊治率。国家卫生健康委员会也在2020年2月4日印发的《关于加强信息化支撑新型冠状病毒感染的肺炎疫情防控工作的通知》和2020年2月21日印发的《关于在国家远程医疗与互联网医学中心开展新冠肺炎重症危重症患者国家级远程会诊工作的通知》中充分肯定了远程医疗的重要作用。随着 5G 时代的到来，远程医疗将得到更广阔的支持与发展。2020 年 11 月 2 日，工业和信息化部及国家卫生健康委发布《关于进一步加强远程医疗网络能力建设的通知》，计划到 2022 年 98% 以上基层医疗机构接入互联网。次日，新华社授权发布了《中共中央关于制定国民经济和社会发展第十四个五年规划和二〇三五年远景目标的建议》，提出支持社会办医，推广远程医疗。

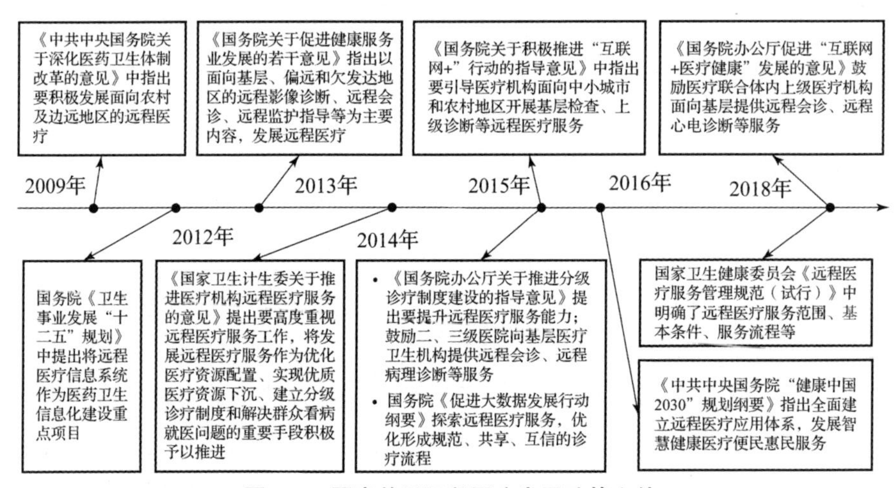

图 1.1　国家关于远程医疗发展政策文件

远程医疗是指采用现代通信技术、电子技术和多媒体计算机技术，实现医学信息的远程采集、传输、处理、存储和查询，从而完成对异地病人的检测、监护、诊断、教育、信息传递和管理等。广义上的远程医疗指采用信息技术和远程通信技术提供远距离医学服务活动，包括远程诊断等远程医疗活动和远程医疗教育、远程学术交流、远程信息共享等医学信息服务；狭义上的远程医疗是指远程会诊、远程影像诊断、远程病理诊断、远程心电诊断、远程护理、远程门诊、远程监护等与医疗相关的活动。国内外常见的远程医疗服务模式有 B－B（医疗机构—医疗机构）、B－C（医疗机构—患者端）、B－B－C（医疗机构—远程医疗企业—患者端）三种，目前，我国允许的远程医疗服务模式为 B－B 模式[1]。本书主要针对狭义上 B－B 模式远程会诊过程中的运营管理问题进行研究。

本书研究的科学问题源于 2018—2019 年作者在河南省远程医学中心调研时挖掘的现实问题。河南省远程医学中心始建于 1996 年，是我国最早成立并投入实际运营的远程医学中心之一。目前，河南省远程医学中心依托郑州大学第一附属医院进行建设，联网全国医院 120 余家，开展的各项远程医疗服务已常态化、规模化，多学科综合会诊量近 100 例/日，接受远程医学继续教育的基层医疗卫生人员近 30 万人次/年，是国内最先进的远程医学中心之一。

在 B – B 远程会诊服务模式下，远程会诊只在正规医疗机构间进行，基层医院的病人并不直接参与其中。当基层医院的医生遇到患有疑难杂症的患者而无法做出准确的诊断或有效的治疗时，该医生可对其所在医联体内的远程医疗平台提出远程会诊请求，远程医疗平台根据基层医院医生的需求安排上级医院（一般是三甲医院）的专家医生在双方都合适的时间开展远程会诊。图 1.2 展示了一例完整的远程会诊的流程。

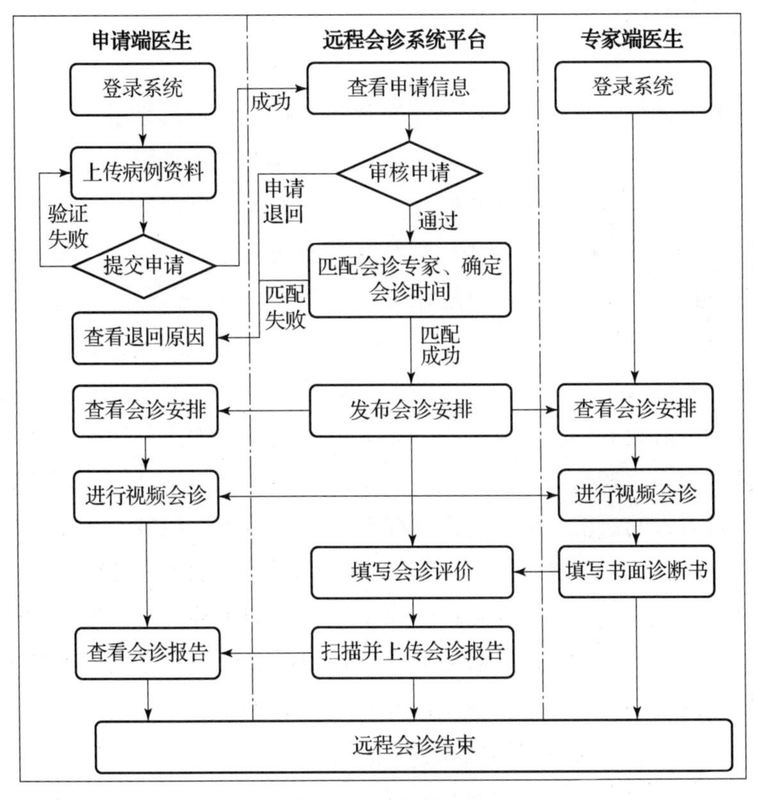

图 1.2　远程会诊流程

一例完整的远程会诊需要基层医院医生、远程医疗平台、上级医院专家三方互相协作配合完成。首先，基层医院的医生在系统上发出远程会诊申请并上传病例资料，基层医院医生会提出自己所需的上级医院科室，远程医学中心平台工作人员在收到申请后首先审核该次申请的病例是否在申请允许的范围内，其次会根据上级医院目前的资源配置对该次申请进行调度安排。如果审核通过且为基层医院医生匹配专家和诊室成功，在远程会诊日当天，基层医院医生和上级医院专家在各自医院的远程会诊诊室中通过通信设备及医疗辅助设备开始进行远程视频会诊。视频会诊结束后，上级医院专家填写书面诊断并上传到平台，平台进行扫描并生成会诊报告，基层医院医生可通过平台查看会诊报告。至此，此例远程会诊全部完成。

1.2 研究意义

随着我国新一代通信技术的发展和国家政策的持续推进，特别是在疫情期间表现出的得天独厚的优势，远程医疗逐渐成为常规医疗之外的一种有效补充手段。但是随着远程医疗应用在全国各个以大城市大医院为中心的医联体内的快速拓展，制约远程医疗发展的问题不仅有政策壁垒、技术难题和市场规模，运营管理问题也是其中之一。推广远程医疗的初衷是缓解我国优质医疗资源分配严重不均衡的问题。在我国远程医疗发展初期，国家为了落实政策引导，充分发挥制度优势，以大量的资金补贴促进全国知名大型医院建立远程医学中心，在大型医院和远程医学中心方面，激励各领域专家医生积极参与远程会诊、远程示教等活动；在基层医院方面，免费采购先进的通信设备以支持远程会诊硬件需求。经过十几年的快速发展，截至 2020 年，我国远程医疗行业市场规模已经达到了 170 亿元。但是补贴只是短期激励措施，在远程医疗市场扩展到足够大时，各远程医学中心将会面临如何维系持续发展的问题，如何在有限的医疗资源内发挥远程会诊最佳的效率，解决远程会诊运营管理问题将会彰显其价值。

本书立足于在河南省远程医学中心的实践调研，从宏观和微观两个决策方面提出远程会诊资源配置和调度优化问题。首先，在宏观层面上，远程会诊的诊室和参与远程会诊的专家医生是最主要的医疗资源，如何根据当前的会诊规模和服务情况来决策诊室和各科室专家的安排数量是决策者首先面对的管理科学问题。其次，按照现有的远程会诊流程形成的调度策略可能存在改进的空间，使得服务效率更高，或者在不同的会诊规模下采用不同的调度策略，是管理者面临的第二个管理科学问题。最后，在微观层面上，管理者需要对每一例会诊申请进行调度安排，包括在何时哪个诊室开始会诊，按照怎样的顺序进行，是管理者面临的第三个管理科学问题。本书围绕这三个科学问题展开研究，采用离散事件仿真和随机规划等科学方法，考虑多种不确定因素，力求最大程度上接近现实情景，为远程医学中心的管理者提供决策支持。本书的意义主要体现在以下三个方面：

在理论层面上，本书综合运用运筹学、统计学、仿真、凸优化理论、不确定优化等管理科学知识进行研究，建立了基于远程会诊流程的离散事件仿真模型和考虑多种不确定因素的基于两阶段随机规划的远程会诊预约调度模型，并设计了算法对模型进行优化求解，在一定程度上丰富了医疗运营管理理论体系，弥补国内外在研究远程医疗运营管理问题上的不足，为远程医学中心运营效率和管理水平的提升提供理论支持。

在方法层面上，本书将离散事件仿真模型应用到远程会诊上，克服了数学模型难以更大程度上贴近现实运营场景的束缚，拓展了离散事件仿真方法和 Simulink 仿真工具的应用范围。同时，考虑到远程会诊过程中的多种不确定因素，运用随机规划的方法进行建模，在一定程度上丰富了预约调度与排程的研究。

在实践应用层面上，本书运用河南省远程医学中心的大量数据，针对远程会诊实际运营中的调度问题，探索新的数学模型和求解方法，并设计更优的调度方案，为远程医学中心提高医疗资源利用效率、最大化收益和远程会诊服务质量提供决策参考。

1.3　研究内容与框架

本书在梳理目前的研究文献和实践调研的基础上，针对远程会诊运营管理问题，考虑远程会诊流程的特点和会诊过程中的多种不确定性，建立了基于离散事件仿真和随机规划等远程会诊调度模型，验证模型的有效性，寻找更优的资源配置方案和调度策略，以及最优的预约调度方案，为远程医学中心管理者提供理论支撑，从而提高远程会诊资源利用率和远程医疗服务水平。具体的研究内容如下：

①远程会诊资源配置优化。首先根据在河南省远程医学中心的实践调研，将远程会诊流程抽象为排队网络系统，并使用 Simulink 仿真工具将其建立为离散事件仿真模型。在对其关键的会诊申请到达过程和服务过程的处理中，抽取获得的 19 438 例数据中的会诊申请时间、会诊实际开始时间、会诊结束时间、会诊科室、会诊医师等关键字段，运用核密度函数估计到达过程和服务过程的概率密度函数和分布函数，并采用反变换法得到会诊申请间隔时间和服务时间的随机变量样本，进而嵌入仿真模型中。通过模拟仿真得出一年的平均等待时长并与实际观测值进行对比，验证仿真模型的有效性。在仿真结果中内科医学部的会诊申请等待时长最长，对总平均等待时长影响最大，因此对所有的资源配置组合进行降维，分析在不同内科医学部专家数量和诊室数量下系统的性能表现，得出局部最优的资源配置方案。最终得出：在现有的到达规模情况下，远程医学中心的诊室数量安排应不低于 4 个，否则排队时长会急剧增长且很难通过增加专家数量进行弥补；中心现有的诊室数量暂时不需要增加，中心现有的内科医学部专家数量可以适当增加 3~4 人。

②远程会诊调度策略优化。在研究内容①的基础上，将原有的调度策略称为两阶段调度策略。首先，根据在河南省远程医学中心调研中提炼的科学问题，提出了一种基于新的会诊流程的专家预指派调度策略。在专家预指派策略下，远程医学中心管理者根据各医学部专家的空闲时间（即可参与远程会诊的时间）提前安排进各个诊室，从而减少因专家频繁换班而浪费的时间。根据新的会诊流程，使用 Simulink 仿真工具建立与两阶段调度策略相同参数设置的离散事件仿真模型，同时设计了算法模拟专家的空闲时间并且设计启发式算法对专家进行预调度。其次，将两种策略系统的性能进行对比，结果显示，新提出的主动策略在现有的专家和诊室资源配置下表现更优。最后，研究观察在不同会诊申请规模和换班时间下两种策略的性能表现，结果表明，在不同的会诊申请规模和换班时间下，远程医学中心管理者应采取不同的调度策略。

③远程会诊预约调度优化。管理者每天最常面对的是预约调度优化问

题，而不确定性是管理者难以精准调度的关键因素。考虑远程会诊过程中服务时间的不确定性和基层医院医生爽约行为，以最小化未分配惩罚成本、基层医院医生等待成本、诊室空闲成本和超时成本为目标，以为每例会诊申请分配会诊时长为决策，建立考虑排序和不考虑排序两种两阶段随机规划模型，并采用样本平均近似（SAA）方法进行求解。数值分析结果显示，考虑排序的调度方案比不考虑排序的调度方案表现更优，但是需要很长的求解时间，管理者需要衡量调度任务的时间和最优解之间的差距来选择调度方案。同时针对考虑排序的远程会诊预约调度模型求解时间过长的问题，设计了启发式算法对其进行求解，结果表明，启发式算法求解的最优解的成本没有比 SAA 方法增加很多，但求解时间却大幅度减少，因此在会诊申请数量较多时，可考虑采用启发式算法进行调度。进一步地，考虑上级医院专家到达不守时的情景，推出由此形成的上级医院专家、基层医院医生和诊室空闲之间的 6 种相互关系，并归纳成相应的约束，同时考虑服务时间的随机性和排序，建立新的两阶段随机规划模型。由于约束规模较大，因此采用 Benders 分解的方法对模型进行求解，求得最优的调度方案，并分析了参数变化对最优解的影响。

1.4　技术路线

本书的技术线路如图 1.3 所示。首先，在准备环节，于 2019 年对河南省远程医学中心进行了深入的调研，获取了 2016—2018 年的会诊数据，并从中提取处理，得到远程会诊申请间隔时间、服务时间、各科室专家数量等关键参数，同时也提炼出远程会诊运营管理关键科学问题。通过收集梳理大量的相关文献发现，关于远程会诊运营管理的研究非常少，但是同样可以从门诊预约调度和手术室调度等问题中获得借鉴。该部分对应本书第 2 章内容。

其次，在研究环节，针对远程会诊运营管理问题，分为宏观和微观两个层面进行研究。

在宏观层面上，又分为两个部分，第一部分对远程会诊资源配置优化进行研究，通过建立仿真模型、验证模型有效性、部分资源配置组合的灵

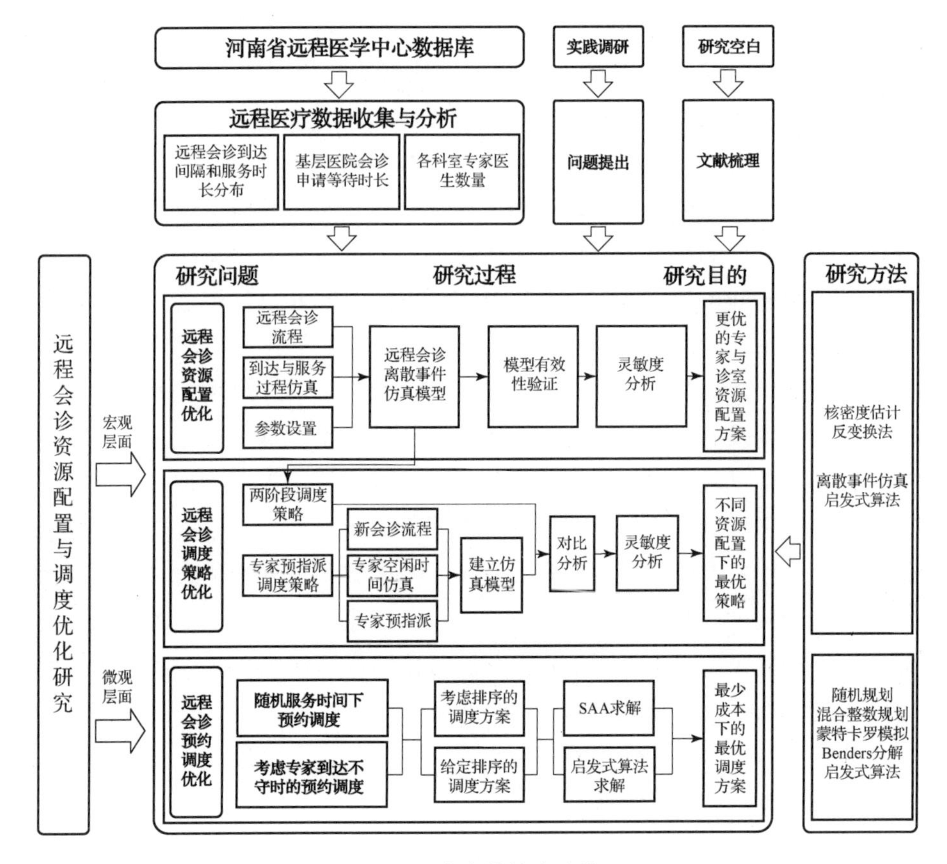

图 1.3　本书的技术路线

敏度分析等研究过程，最终得到局部更优的内科医学部专家和诊室资源配置方案。该部分研究内容对应本书的第 3 章。第二部分对远程会诊调度策略优化进行研究，通过建立新的调度策略的仿真模型、与原有调度策略进行对比、对不同的会诊申请规模和专家换班时间的灵敏度分析等研究过程，最终得到不同资源配置下应选择的最优调度策略。该部分研究内容对应本书的第 4 章。

在微观层面上，研究远程会诊预约调度优化问题，针对远程会诊过程中的不确定性，分为随机服务时间下的预约调度研究和考虑专家到达不守时的预约调度研究。在随机服务时间下的预约调度研究中，又对考虑排序的调度方案和不考虑排序的调度方案进行了对比，并为考虑排序的调度方案设计了启发式算法进行求解，与 SAA 方法的求解进行了对比。在考虑专家到达不守时的预约调度研究中，总结了新的约束，并采用 Benders 分解方法对模型进行求解，最终得出在最少成本下的最优调度方案。该部分研究内容对应本书的第 5 章。

最后，在本书的第 6 章对全文进行了总结与展望。

1.5 主要创新点

本书针对远程会诊运营管理问题，从宏观和微观两个层面，具体到资源配置优化、调度策略和调度方案三个方面，考虑远程会诊流程特点、会诊申请异质性、会诊过程中多种不确定性，运用离散事件仿真、随机规划、混合整数规划，建立数据驱动的模型，并对模型进行求解与分析。主要创新点包括：

①建立了基于远程会诊流程的离散事件仿真模型，并通过灵敏度分析得出局部最优的诊室与内科专家数量配置方案。

现有的文献很少用仿真的方法对远程会诊资源配置进行研究。为尽可能真实刻画远程会诊的到达过程和服务过程，运用核密度估计得到会诊申请间隔时间和服务时间的分布函数，建立离散事件仿真模型，并与观测值进行对比以验证模型的有效性。通过仿真观测不同内科医学部专家数量和诊室数量组合情况下的平均等待时长和平均完成率等性能指标，寻找局部最优的内科医学部专家数量和诊室数量资源配置组合。

②提出了一种新的远程会诊流程及对应的专家预指派调度策略，并与原有的两阶段调度策略进行对比，结果表明，新调度策略在现有的资源配置下比原调度策略性能更优。

远程医学中心目前采用会诊申请与上级医院专家实时匹配的两阶段调度策略，针对这种策略，提出了一种基于新的会诊流程的专家预指派调度策略。在新调度策略中，设计算法模拟各医学部专家的空闲时间，并设计算法对各医学部专家进行预调度；在各项参数均与原调度策略相同的情况下，仿真结果表明，在现有的资源配置下新调度策略的性能优于原调度策略。最后分析了两个排队系统在不同会诊申请到达规模和专家换班时间下的性能，提出针对不同的到达规模和换班时间，应采用不同的调度策略。

③建立了随机服务时间下远程会诊预约调度两阶段随机规划模型，该模型考虑了基层医院医生的爽约行为，以及会诊申请的异质性和服务时间的不确定性。

现有文献很少用数学规划方法对远程会诊预约调度问题进行研究。本书运用两阶段随机规划方法，建立了考虑会诊申请排序和不考虑会诊申请排序两种模型，并对目标函数和约束进行线性化处理，使用历史数据运用SAA 方法对模型求解，并对两个模型结果进行对比分析。针对考虑会诊申请排序的调度模型求解时间过长的问题，设计了两种启发式算法对模型求解，并与用 SAA 方法求解的结果进行了对比。

④建立了考虑专家到达不守时的远程会诊预约调度两阶段随机规划模型，该模型考虑了专家到达不守时行为，以及会诊申请的异质性和服务时间的不确定性。

本书分析了因上级医院专家到达不守时而造成的上级医院专家等待、基层医院医生等待和诊室空闲的 6 种情形，基于这 6 种情形归纳出三者之间的约束关系，建立两阶段随机规划模型，并运用 Benders 分解的方法对模型进行求解。

1.6 本章小结

本章对远程医疗和远程会诊运营管理问题的背景加以阐述，分析了研究我国远程会诊运营管理问题的必要性，指出研究的理论意义和实践意义，简介了全文的研究内容、研究框架、技术路线和创新点。

第2章　文献综述

2.1　远程医疗概述

2.1.1　远程医疗概念

远程医疗在医疗领域有着悠久的历史，并随着时代的变革而更新着定义。远程医疗（Telemedicine）术语由美国学者Thomas Bird于20世纪70年代提出，意为“远距离医疗”，之后远程医疗的定义与作用不断发生变化[2]。1996年，美国远程医疗协会（American Telemedicine Association，ATA）将远程医疗定义为：通过电子通信手段，使用双向视频、电子邮件、智能电话等不同形式的应用和服务，在不同地点之间交换患者的医疗信息，从而改善对患者的医疗诊断水平的一种先进医疗诊断体系。1998年，世界卫生组织（World Health Organization，WHO）将远程医疗定义为：所有使用信息和通信技术交换有效信息进行疾病和损伤的诊断、治疗和预防评估以及卫生保健服务提供者继续教育的卫生保健专业人员所提供的卫生保健服务。可以看出，ATA的定义更倾向于狭义的远程医疗诊疗服务，而WHO的定义更倾向于远程健康，属于医疗服务中的电子健康（E-health）范畴[3]。

在我国，根据国家卫生计生委于2014年8月21日发布的《关于推进医疗机构远程医疗服务意见》的相关规定，远程医疗服务是指“医疗机构运用信息化技术，向医疗机构外的患者直接提供的诊疗服务”[4]。2014年11月，国家卫生计生委发布了《远程医疗信息系统建设技术指南（2014年版）》，规定远程医疗业务包括基本业务、高端业务和延伸业务，其中基本业务包括远程会诊、远程影像诊断、远程心电诊断、远程中医经络诊断、远程中医体质辨识、远程医学教育、远程预约、远程双向转诊等；高端业务包括远程重症监护、远程病理诊断、远程手术示教、远程宏观微观舌相诊断等；延伸业务包括各医疗专业远程应用和向患者个人、家庭等医疗机构之外的医疗健康服务。目前我国开展较多的远程医疗服务主要为远程会诊、远程诊断（包括心电、病理、影像诊断）、远程教育等[5]。

本书的研究重点是远程会诊申请方向受邀方申请远程会诊，受邀医院专家会同申请方患者主管医生，通过远程技术手段共同探讨患者病情，进一步完善并制定更具有针对性的治疗方案。依托远程会诊平台，实现小病社区解决，疑、难、急、重疾病通过远程会诊系统接受专家的服务，必要时再进行远程会诊，以真正达到资源共享的目的。

远程医疗不仅能够有效降低患者的就医成本[6-8]和预约等待时间[9]，提升患者满意度[10]，同时能够消除空间地理障碍，增加异地、山区和边远地区患者的就医机会，实现优质医疗资源下沉，提升基层医疗机构的诊治水平[11]。

2.1.2 远程医疗发展历程及现状

2.1.2.1 远程医疗发展历程

早在1906年，荷兰生理学家 Willem Einthoven 在实验室开发了世界上第一台心电图仪，他用一个弦电流计和电话线记录了1公里外一家医院里病人的心电信号，可以被认为是第一例现代意义上的远程医疗应用[12]。但是具有现实意义的远程医疗技术出现于20世纪50年代末，随后，远程医疗技术经历了第一代、第二代和第三代的更迭，至今已有60多年历史。第一代远程医疗开始于20世纪60年代，其研究主要集中在双向闭路电视监控系统在医学治疗中的应用。这一阶段的远程医疗发展较慢，当时的信息技术还不够发达，信息高速公路正处于新生阶段，信息传送量极为有限，远程医疗受到通信条件的制约。第二代远程医疗开始于20世纪80年代后期。随着通信和电子技术的提高，光纤网络、压缩电视、高分辨率显示器、综合业务数据网等新技术的出现，以及数字化等相关技术的成熟，远程医疗的发展步入正轨，并在远程咨询、远程会诊、医学图像的远距离传输、远程会议和军事医学方面取得了较大进展。2010 年至今，随着互联网技术的飞速进步，远程医疗进入了快速、全面发展的第三代远程医疗时期，开始逐步呈现走进社区，走向家庭，更多地面向个人，提供定向、个性的服务发展特点，远程医疗也从疾病救治发展到疾病预防的阶段。

2.1.2.2 国外远程医疗发展历程和现状

美国和欧洲国家是远程医疗发展最早的地区。在早期的远程医疗活动中，美国国家航天局（National Aeronautics and Space Administration，NASA）充当了重要角色。20 世纪 60 年代初，人类开始进行太空飞行，为调查失重状态下宇航员的健康及生理状况，NASA 提供了大量的技术和资金，在亚利桑那州建立了远程医疗试验台，为太空中的宇航员和亚利桑那州 Papago 印第安人居住区提供远程医疗服务。他们使用的通信手段是卫星和微波技术，传递包括心电图和 X 光片在内的医学信息。这一阶段的远程医疗发展比较缓慢。客观上分析是因为当时的信息技术还不够发达，信息传递量极为有限，远程医疗受到了通信条件的制约。

自 20 世纪 80 年代后期，随着现代通信技术水平的不断提高，一大批有价值的项目相继启动，代表了第二代远程医疗，其声势和影响都远远超过了第一代技术。从 *Medicine* 中所收录的文献数量来看，1988—1997 年十年间，远程医疗方面的文献数量呈现出几何式增长[13]。在欧洲，远程医疗研究也逐渐成为一种热潮。据不完全统计，欧洲已有超过 50 个国家建立了远程医疗系统，应用领域包括心脏科、放射学、眼科、口腔科、救护、监护、手术等不同的方面。法国已有 32 个医疗实验室建立网络连接并用于专家咨询。经过五十余年的发展，远程医疗已得到全球卫生行业的广泛重视和应用，逐渐成为政府、医院管理者、医学专家、患者及其家属普遍接受的新型医疗服务模式，在全球医疗健康服务范围内得到了非常广泛的应用，开拓了许多成熟的远程医疗应用领域，包括远程放射学[14]、远程皮肤病学[15]、远程心脏病学[16]、远程慢病管理[17,18]、远程急诊[19]、远程家庭护理[20]等。远程医疗研究近年来正在成为全球研究的热点。特别是在全球新冠肺炎疫情肆虐的 2020 年，远程医疗为疫情及其他疾病的防治提供了一条更加安全的途径[21-25]。

2.1.2.3 我国远程医疗发展历程和现状

我国在远程医疗的研究与应用方面起步较晚，20 世纪 80 年代开始探索远程医疗。广州远洋运输公司1986年对远洋货轮船员急症患者进行了电报跨海会诊，被认为是我国最早的远程医疗活动[26]。伴随着计算机及通信技术的发展，我国现代意义的远程医疗活动开始于20世纪80年代末。1988年，解放军总医院通过卫星通信与德国某医院进行了神经外科远程病例讨论。1994年，上海医科大学华山医院与上海交通大学用电话线进行了远程会诊演示。1995年3月，山东某患者因手臂不明原因腐烂赴北京求医，会诊医生通过互联网向国际求助，很快200余条答复信息从世界各地传到北京，最终该患者被确诊为“混合性感染引起的坏死性筋膜炎”，有效地缩短了病程。1996年10月，上海华山医院开通了卫星远程会诊。1997年11月，上海医科大学儿童医院使用ISDN与香港大学玛丽医院进行了疑难病的讨论。

与国外远程医疗相比，20世纪我国远程医疗研究范围较小，研究人员屈指可数，研究面也比较狭窄，距离发达国家还有很大的差距，在技术、政策、法规、实际应用方面还需不断完善。

进入21世纪后，特别是2010年至今，随着互联网技术的飞速发展，在国家相关政策积极引导和实际业务需求的推动下，我国加快了远程医疗建设的步伐，经过近十年的发展，我国远程医疗行业已初具规模，远程会诊、远程教育等远程医疗应用也较为普遍。特别是近年来我国在5G通信领域的高速发展，支撑起远程医疗进入一个新的发展阶段。中日友好医院是首批5G医疗应用示范甲级单位。疫情期间，中日友好医院在患者服务方面，运用5G技术开展云探视，并对接全国5 000多家医院开展远程医疗。在疫情防控中，5G远程会诊系统在全国多家医院落地，专家通过远程会诊、远程影像与超声，有效提升了救治效率。特别是中医科远程超声针刀、呼吸科远程数字听诊、超声科联合远程超声会诊等5G+智慧医疗领域的创新应用，为疫情防控起到重要作用。

但是，我国的远程医疗在实施过程中也存在诸多问题，如运行成本较高、资源利用率较低、患者满意度不高、医疗服务质量难以把握、医疗政策不够完善等[27-30]。同时，作为一种新型医疗服务模式，远程医疗虽然突破了时间、地域的限制，但是受到我国医疗资源分布不均衡、患者疾病谱复杂、医生工作水平参差不齐等因素的影响，与传统医疗服务模式一样，需要从成本效率的角度研究远程医疗资源调度优化问题，从而提升远程医疗资源利用率，最大化满足更多患者的医疗服务需求。

2.2　远程医疗运营管理问题研究

我国对远程医疗的研究主要集中在从市场政策角度研究推进远程医疗发展问题[3,31-33]、从通信技术角度研究远程医疗平台建设问题[34-37]，以及从临床应用角度研究远程医疗质量评价问题[38,39]，而鲜有从运营管理角度对远程医疗问题进行研究。远程会诊是远程医疗中的重要环节，也是远程医疗运营管理主要存在问题的环节。本书针对其运营管理问题进行深入研究，主要包括资源配置优化问题、调度策略优化问题和预约调度优化问题。虽然目前国内外学者对远程会诊运营管理问题的研究成果不多，但是，传统医疗运营管理优化问题特别是门诊、手术室优化等问题经过几十年的发展，理论和应用方法都已经比较成熟，文献资料也比较丰富，考虑到两者之间存在一定的相似之处，所以可以在模型和研究方法上借鉴和参考后者。

2.2.1　资源配置优化问题研究

医院的医疗资源主要包括医疗器械设备、床位、诊室等硬件资源，医疗知识技能、信息系统等软件资源以及专家医师、护士等人力资源。本书探讨的远程医疗范围内的医疗资源集中在远程会诊诊室资源和上级医院专家资源。

国外对医疗资源优化的研究更偏向于能力管理研究[40]。研究范围主要集中在一些应急部门或重大突发公共卫生事件。Fagefors 和 Lantz（2021）针对医疗保健系统容量不足和等待时长过长的问题，提出了一种能力池（Capacity Pooling）的方法。能力池可以理解为一种通用的、可协同分配的资源容纳池，它可以将资源分配给系统中现有工作量和容量需求异常高的部分[41]。Huh 等（2013）基于医疗卫生环境下的服务容量管理问题，研究了一个动态非平稳环境下两类任务（可选和紧急）的多资源分配问题。紧急任务针对急诊部门，可选任务针对普通病人。研究发现，最优的策略很难精确计算，但是给了最优容量的结构性质和有效的近似计算方法[42]。针对一些专家认为美国医院的资源容量特别是急诊和住院服务已经接近极限的观点，Bazzoli 等（2003）根据对社区数据的跟踪研究，探讨了医院服务受限的影响因素，发现美国大部分医院都存在应急资源能力不足的问题，但是其他医疗服务领域的问题相对较少，认为，尽管医疗市场可能需要更多的容量，但是更好地管理现有的资源可能是一个更有效的解决方法[43]。同样地，Keskinocak 和 Savva（2020）也认为美国的应急医疗资源不足，导致病人等待时间过长[44]。

Chen 和 Wang（2016）探讨了多目标模拟优化医疗资源配置问题，以解决医院急诊部门长期过度拥挤的状况。他们提出了一个多目标随机优化模型来确定急诊部门所有医疗资源的最优数量，针对这一问题，提出了一种将非支配排序粒子群优化算法（NSPSO）与多目标计算预算分配算法（MOCBA）相结合的多目标仿真优化算法和急诊部门仿真模型，并通过计算实验验证了这两种算法的有效性和性能[45]。Feng 等（2017）同样也研究了急诊部门的资源配置优化问题，他们依据急诊流程，建立急诊科医疗资源配置的多目标数学模型。所提出的数学模型由于其性能值是随机的，而且模型同时考虑了两个目标，因而计算复杂，求解困难，故将非支配排序遗传算法 II（NSGA – II）与多目标计算预算分配（MOCBA）相结合，提出了一种多目标仿真优化算法，以解决多目标医疗资源分配问题，最后通过计算实验验证了 NSGA – II 和 MOCBA 方法的有效性和性能，并从中得到了非支配的医疗资源分配方案[46]。

Liu 等（2021）运用核密度估计和数据包络分析的方法，发现我国医疗资源的配置和不平衡在地区间存在较大差异，两极分化现象明显，并提出，构建区块链技术条件下的医疗资源共享机制，可以大大提高医疗资源共享程度，缩小地区间资源配置差异，能够有效应对重大突发公共卫生事件的暴发[47]。Liu 和 Xiao（2015）提出了一个离散时空网络模型，用于求解一个区域内流行病暴发后的动态资源分配问题，他们将基于传染病扩散模型的医疗资源动态需求预测机制与多级规划模型相结合，实现医疗资源的优化配置[48]。

一些学者也会从宏观角度进行研究。Chen 等（2019）研究了政府通过允许设立私立医院来增加医疗资源是否能真正减少患者的等待时间。结果表明：当总的医疗资源紧张时，同时设立私立医院和公立医院的社会福利低于只设立公立医院；而当总资源充足时，同时设立公立医院和私立医院可以提高社会福利。同时建议政府应对私立医院的就医容量设定上限以消除负面影响[49]。张泽洪（2017）分析了我国基层医疗服务有效供给的能力瓶颈及能力边界，并提出了基层医疗服务有效供给能力提升路径[50]。Yu 等（2020）认为，通过医疗信息集成系统，可以合理使用医院有限的资源。同时，优化资源管理和配置方案，可以使医院的各项活动有序进行，在不违反医疗协议的前提下，有效提高医疗效率[51]。

由于医疗资源有很多维度，因此确定所有医疗资源的最优数量很难，数学模型通常采用多目标规划的方法，但是面临计算复杂、求解困难的问题，往往还需要设计一些启发式算法进行求解；仿真模型没有求解上的困难，但是需要数学模型来确定一些关键参数，同时仿真时间也是一项制约因素。因此很多学者会将两者结合起来进行研究。在研究边界上，国外医疗资源配置优化的研究大多集中在医院里，特别是会集中在医院资源使用优先级较高部门，比如急诊部门；而国内有一些研究会从宏观角度、国家层面的整体医疗资源配置进行研究。在研究范围上，国内外学者大多选择应急医疗事件或重大突发公共卫生事件的医疗资源优化进行研究。但是无论从研究边界上还是从研究范围上，关于远程医疗资源优化的研究都非常少，远程医疗诊治的大多是基层医院因能力不足而无法应对的疑难重症，因此需要调配优质的专家资源，而优质的专家资源在每个医院都是稀缺资源，因此同样需要研究如何在有限的资源范围内，最大程度上提高医院远程医疗系统的性能。本书出发点正是基于此项研究的空缺。

2.2.2　调度策略问题研究

调度问题是管理运营领域一个重点关注的问题。在医疗运营管理中也有大量学者对调度问题进行了研究，例如门诊调度、手术室调度、病床调度等。医疗服务运营体系中的调度问题本质上也可以看作一类不确定条件下的资源分配问题，无论是门诊、手术室还是其他医疗活动，都会涉及对医疗资源的使用，在这些医疗活动过程中，就会存在如何在有限的医疗资源下进行分配的问题。

调度方案往往是管理者最终想要得到的结果，也会指导管理者做出最终的实际决策。通过数学优化模型或仿真等方法对实际问题进行抽象并建模求解可以得到较优或者最优的调度方案，但是调度策略，即采用何种方式进行调度，同样会对资源优化程度产生影响。一些学者对手术室调度策略进行了研究。Jebali（2006）等提出了一种手术室调度的两步法：第一步先给手术室分配外科手术，第二步再对分配的手术进行排序。并提出了两种排序策略：第一种是不考虑第一步的直接分配，第二种是重新定义手术室的分配以减少约束。最后采用数值实验比较了这两种策略[52]。

门诊调度策略的研究比较丰富。刘阳和耿娜（2017）研究了考虑门诊患者对两种检查项目的不同需求、不同的紧急程度，以及患者爽约和医生加班的情形，建立了有限时域马尔可夫决策过程（MDP）模型，由于 MDP 模型复杂，难以用解析方法来分析最优控制策略，因此通过数值实验观察最优解结构特征，进一步构造两种参数化启发式调度策略，并采用遗传算法对调度策略的参数进行优化。通过数值实验比较了最优控制策略、两种启发式调度策略以及先到先服务规则，实验结果表明，新提出的调度策略性能偏离最优解不超过 10%，并且当工作负荷非常大时，启发式调度策略远远优于先到先服务规则[53]。Luo 等（2019）以华西医院为例，对门诊部的预约调度进行了研究，他们发现华西医院的预约系统可以通过调整调度窗口（即患者的预约提前期）得到改进。为了验证这一策略，他们提出了一个单服务器的排队模型来寻找最佳的调度窗口，并通过案例研究发现，采用适当的调度窗口是非常重要的[54]。Chen 等（2019）研究了基于序列号的预约系统中的两种预约调度模式和三种延迟到达策略，他们运用有限理性理论（Bounded Rationality Theory）和适应性期望理论（Adaptive Expectations Theory）来描述门诊病人在期望和过去经验的基础上的行为。结果表明，高原穹顶（Plateau - dome）调度模式和三队列延迟到达策略比统一调度模式和两种常用的延迟到达策略更有效地减少了等待时间[55]。White 等（2011）认为，在门诊中，资源量、病人流量和调度安排很少以集成的方式进行管理，并探讨了如果指导这些决策的策略是联合制定的，是否可以提高门诊效率的问题。他们开发了一个基于经验的离散事件仿真模型来检验患者预约策略和资源分配策略（可用检查室的数量）之间的相互作用，以及它们如何共同影响各种性能度量[56]。

还有一些学者对其他医疗服务的调度策略进行了研究。Garrido 等

(2020) 探讨了主动式电话调度策略对提高基层医疗中牙科服务效率的影响，他们研究了一个基层医疗中心在使用该策略时期和使用该策略后的记录，结果表明，在使用该策略后，牙科预约量增加 16.7%，爽约率下降 3%，可用预约额减少 21.3%，并得出主动电话调度策略可以有效提高基层医疗牙科服务利用率的结论[57]。Chen 等（2015）研究了台湾某医院超声科实施的四种预约调度策略，即固定到达、混合病人到达、三段式到达及不规则到达，通过模拟这四种策略的优化过程，可以得到每次到达的病人数、病人到达时间以及到达病人的时隙数的最优或接近最优解，对三个目标函数进行了检验，并对结果进行了讨论[58]。

在远程医疗的调度策略研究方面，Saghafian 等（2018）研究了远程医疗医师分类策略问题，他们开发了一种新的基于 beta 分布的代理知识模型 (Agent Knowledge Model)，并将其部署在一个部分可观察的马尔可夫决策过程模型中，以描述决定哪些患者需要进行第二级进一步评估的最优策略[59]。而我国的远程会诊流程与美国不同，我国远程会诊不需要先进行分诊，因此本书的问题主要集中在我国远程会诊的调度策略上。此外，Nasralla 等（2018）和 Beukerche 等（2009）分别提出了一种用于医学超声视频的内容感知包调度方法（Content - aware Packet Scheduling Approach）和一种安全组播（Secure Multicast）策略[60,61]。与本书不同的是，他们都是从无线和移动网络技术在远程医疗中应用的角度出发。

在现有的文献中，关于调度策略的研究并不是很多，因此对本书远程会诊调度策略研究的参考有限。远程会诊的调度策略主要基于远程医学中心所采用的会诊流程，而我国的远程会诊流程受政府文件的规范制约，与国外有很大的区别，因此该研究是具有中国特色的。本书第 3 章在研究远程会诊资源优化时建立的离散事件仿真模型是基于河南省远程医学中心所应用的会诊流程，本书中称为两阶段调度策略；通过对河南省远程医学中心调研所提炼的科学问题进行挖掘，本书在第 4 章提出了一种基于新的会诊流程的专家预指派调度策略，由于该策略没有经过实践的检验，因此采用仿真的方法对其进行仿真实验，并与已经应用的两阶段调度策略进行了对比分析。

2.2.3 预约调度问题研究

医疗服务调度优化，就是应用调度优化的基本原理和科学方法，对医疗服务资源进行合理计划、组织和控制，使医疗资源实现最佳的协调和配置的过程[62]。医疗运营管理中的预约调度问题研究已经延续了近 70 年，国内外有大量的学者对此进行了充分的研究。远程医疗作为一种新兴的医疗服务方式，同样面临着与传统医疗服务同样的调度问题。目前有关远程医疗预约调度的研究很少，但是远程医疗预约调度问题与传统的门诊预约调度、手术室调度问题有一定的相似之处，因此可以借鉴门诊预约调度和手术室预约调度的一些研究方法。

2.2.3.1 门诊预约调度研究

自 Bailey（1952）[63]和 Lindley（1952）[64]的开创性研究以来，医疗领域中的门诊预约调度受到了越来越多的学者关注。Smith - Daniels 等（1988）[65]、Cayirli 和 Veral（2003）[66]、Gupta（2007）[67]、Gupta 和 Denton（2008）[68]、Erdogan 和 Denton（2011）[69]、Ahmadi - Javid 等（2017）[70]以及杜少甫等（2013）[71]众多国内外学者已经对门诊预约调度问题进行了详细的文献综述。大部分的门诊预约调度的研究主要集中在以下几个方面：①确定患者最优预约数量的能力分配问题[72,73]；②在已知预约患者总数的情况下，为患者安排最优就诊时间[74,75]；③患者的服务顺序的优化研究[76,77]。其中第一个方面研究的问题更接近于在医疗资源优化中提到的容量管理问题，第二个方面和第三个方面的研究在本书远程会诊的预约调度研究中均有涉及，因此可以借鉴参考门诊预约调度在这两个方面的研究成果。

预约时间（Appointment Time）是系统为患者安排的服务开始时间，也是患者的预约到达时间（Arrival Time），决策者通过确定患者开始接受服务的时间使预约系统的性能指标达到最优，常见的系统评价指标有时间成本[78]、收益[79]、效用和患者满意度[80]等，这些评价指标即为模型的目标函数。决策者需要为每一位患者做出预约时间的决策。相邻的患者预约时间之间的时间差称为预约时间间隔，表示系统为患者分配的服务时长（Time Allowance）。患者实际的服务时间往往与分配的服务时间不同，因此会因患者实际服务时间比预约服务时间长而造成后一位患者等待，或者因患者实际服务时间比预约服务时间短而造成诊室空闲。在远程会诊服务中同样会产生类似的情形。如果为每位患者分配较长的服务时间，可以减少患者的等待时间，但是会增加诊室空闲的可能；如果为每位患者分配较短的服务时间，虽然可以提高诊室的利用率，减少诊室空闲的可能，但是同样会带来患者等待时间变长的风险。因此决策者需要根据模型分析，权衡患者等待时间、诊室空闲时间以及加班时间之间的制约，使各项指标达到最优均衡，这也是门诊预约调度一直重点解决的问题。

一些学者采用仿真方法对其研究。Zhu 等（2012）通过指定竞价方式将门诊预约调度问题转化为组角色分配问题，提出了一种新的有效的门诊调度方法，并通过对随机生成的申请间隔时间的患者进行仿真和实验，验证了该方法的有效性[81]。Klassen 和 Yoogalingam（2009）针对随机预约调度问题，采用模拟优化的方法确定最优方案。与以往的研究相比，这种方法考虑了更多的变量和因素，在各种问题设置和环境因素下提供了更大的灵活性。结果表明，在以前的文献中提出的"穹顶"调度规则是鲁棒的，管理者可以考虑采用顶端更为平坦的"高原穹顶"（Plateau - dome）型调度方式，效果会更好[82]。

一些学者采用分布式鲁棒优化对其研究。王珊珊等（2019）研究了单服务台门诊预约调度问题，考虑了门诊服务中不确定服务时间，基于服务时间联合概率分布的支撑集和矩等部分信息，使用平均绝对偏差刻画服务时间的相关性，以最小化最坏情况下期望等待成本和加班成本为目标，建立了分布式鲁棒优化门诊预约调度和排程模型，并运用仿真实验验证了模型的可行性和有效性[77]。Zhang 等（2017）研究了给定到达顺序下单服务台随机服务时间且未知分布的预约调度问题，用机会约束来限制服务器超时的概率。他们提出了一个基于模糊集的分布式鲁棒优化模型，该模糊集使用二阶矩信息，并转化成了一个近似半定规划模型，通过测试门诊预约调度来进行数值实验研究[83]。

还有一些学者采用数学规划的方法进行研究。Lee 等（2018）研究了在患者服务时间和爽约异质性的情况下，单服务台的门诊预约区块调度问题，模型的目标是患者等待时间、医生空闲时间和医生加班时间的加权和最小化情况下的每日的预约调度表。他们受到丰田生产系统负载平滑方法在门诊成功实践应用的启发，提出了一个新的有效的考虑排序的区块调度策略，并与现有的调度策略进行了比较，发现他们的区块调度策略优于基准方法[84]。Munavalli 等（2020）研究了考虑当天到达的门诊预约调度问题，他们所提出的模型将门诊各科室的状态和信息以及所有可能的路径结合起来，从而将患者引导到最佳路径上。他们的算法通过对最优路径的识别，减少患者等待时间和周期，使门诊的调度更加有效[85]。Sickinger 和 Kolisch（2009）研究了将给定数量的患者调度到医院服务设施中的问题，他们考虑了门诊患者、住院患者和急诊患者三种患者，每种患者都有其特定的到达流程，目标是最大化为患者提供服务的收益与患者等待成本和拒绝服务成本之差，并且提出了一个广义贝利韦尔奇规则（Generalization of the Bailey – Welch Rule）和邻域搜索启发式算法，结果表明广义贝利韦尔奇规则在广泛的问题参数范围内表现出良好的优越性[86]。Munavalli 等（2020）将门诊流程建模为一个多代理系统，并提出一个智能实时调度器，它可以根据科室的实际状况来调度病人和资源，调度器中应用了两种算法：一种是基于预测需求的资源调度算法，另一种是基于科室实际状况的路径优化算法。为了使门诊资源与随机需求相匹配，他们提出了一种协调机制，通过拍卖竞价的方式对门诊资源进行实时调度。结果表明，与普通的资源调度相比，智能实时调度器在等待时间、周期时间和利用率等性能指标上都有显著提高[87]。张文思等（2020）考虑随机服务时间与行为特征互不相同的异质患者，建立了随机混合整数规划模型对门诊预约调度问题展开研究，他们首先在给定服务顺序的假设下求解了两个患者的预约调度问题，在此基础上设计启发式算法对多个患者预约方案和服务顺序同时进行优化。数值结果表明，当患者服务时间为独立同分布的随机变量时，患者预约时间间隔呈现先增加后减少的圆顶形状[88]。阎崇钧等（2015）以医院门诊预约服务为研究背景，以系统收益与患者候诊成本、科室的空闲成本和加班成本的差作为目标效用，建立带有爽约患者的医疗预约系统联合计划与调度问题模型，并给出了求解该类问题最优解的精确算法[89]。

在针对患者排序问题的研究中，多数文献假设预先给定了患者服务顺序，只有少数研究同时考虑了患者预约时间间隔和服务顺序[90-92]，或者采用启发式算法求解排序方案，在此基础上再对患者预约时间进行优化[78,93,94]。Creemers 等（2021）研究了预约调度中的排序问题，他们提出了一个分析模型，根据顾客等待时间、服务器空闲时间和服务器超时时间等指标评估各种设置下预约调度规则的性能。该模型同时考虑了顾客不守时、爽约、服务中断和服务开始时间的延迟等因素，并采用一种有效的算法评估314个调度规则的性能[95]。Zacharias 和 Pinedo（2014）研究了一个考虑患者爽约行为的超订模型来安排到达医疗机构的患者，并将患者爽约率和患者权重的函数作为排序指标，设计了新的排序方法，通过数值实验发现，患者爽约率和患者异质性对最优的调度方案都有显著的影响，管理者在进行调度安排时应予以考虑[80]。Shehadeh 等（2019）提出了一种新的随机混合整数线性规划模型来求解随机门诊排序问题。在这个问题中，他们为单服务器安排一天的排程，其中每个顾客都有已知的类型和随机服务时间的概率分布，模型目标是最小化患者等待时间、服务器空闲时间和加班时间的加权总和，并将此模型与文献中的其他模型进行了比较，从经验和理论两方面对其进行了分析，证明了提出的模型可以在有些方面取得显著的性能改进[96]。LaGanga 和 Lawrence（2012）证明了当患者等待时间成本关于等待时间为凸约束时最优服务顺序为先到先服务[97]，Erdogan 等（2015）通过数值计算进一步说明了当患者等待时间成本和服务时间分布相同时先到先服务顺序的有效性，当患者服务时间分布不同时，将患者按照随机服务时间方差的增序进行排列的方式效果更好[91]。Qi（2017）研究了异质患者排序的预约系统。数值结果显示，患者服务顺序依赖于患者和医生的容忍阈值，当患者的容忍阈值很小时，应首先对服务时间方差和均值较低的患者提供服务[98]。

当患者的服务时间随机时，同时考虑患者服务时间和排序的模型往往是 NP-hard 问题[93]，问题规模变大时会难以求解。而一个完整的预约系统既需要对患者的预约时间做出决策，又需要决定患者的服务顺序。远程会诊作为医疗运营体系中的一部分，同样也需要面对这些问题。

2.2.3.2 手术室预约调度研究

手术室预约调度问题是医疗运营管理领域另一个研究重点，在目前的相关研究中，主要包含两类研究问题：一类是手术室的计划问题，主要进行手术室的开放和手术的分配决策；另一类是手术室的调度问题，这类问题包含多种情况，如固定手术室的开放和分配，进行手术的时长和排序的决策，类似于门诊调度安排服务时长和排序的问题。与本书的远程会诊问题相比，手术室的开放和分配类似于远程会诊的资源分配问题，手术室的调度和排序问题类似于远程会诊的调度和排序，因此两者对本书的远程会诊资源配置与调度优化研究均有一定的学习和借鉴意义。

手术室计划调度问题经过六十多年的研究，同样有着丰富的成果。Przasnyski（1986）[99]、Cardoen 等（2010）[100]、Ferrand 等（2014）[101]、Zhu 等（2019）[102]、杜少甫等（2013）[71]系统地梳理了手术室调度问题的相关研究，指出考虑手术时间的不确定性是研究手术计划与调度的方向。

一些学者采用随机规划或整数规划的方法对其进行研究。Min 和 Yih（2010）基于不确定的手术时间和住院时间，以最小化分配成本和加班成本为目标，采用随机规划的方法，提出了一个计划周期内的手术计划问题[103]。Roshanaei 等（2020）研究了一个多层次的手术室规划和调度问题，建立了整数规划模型，并采用了新的单层和双层分支和检查算法（Uni－level and Bi－level Branch－and－check Algorithms）进行求解，结果证明，该算法优于现有的时间索引整数规划模型，显著地改善了求解的质量[104]。Roshanaei 和 Naderi（2021）研究了手术室计划与排程综合问题，决策是在计划期年内将一组患者最优地分配到手术室里，并给出手术室里外科医生以及患者的手术排序表，在最大程度上增加总的手术时间。他们提出了一种最新的混合约束规划（Hybrid Constraint Programming）和整数规划模型，并通过一种多特征分支定价切割（Multi－featured Branch－Price & Cut）算法对模型进行了有效求解[105]。Sun 等（2021）研究探讨了门诊—住院系统中，当住院检查可以按照一定规则取消但是门诊检查不能取消时，最佳预约时间的确定。为了解决手术时间和病人到达的随机性，他们建立并求解了随机规划模型。第一个模型是两阶段随机规划模型，用于优化分配时长的大小；第二个模型进一步将优化住院的安排和分配时长大小同时进行，并提出了求解二次优化问题的计算方法[106]。

还有一些学者采用鲁棒或分布式鲁棒优化进行研究。Neyshabouri 和 Berg（2017）考虑手术时间、住院时间不确定性和病床容量，基于不确定集，建立了两阶段手术调度鲁棒模型[107]。彭春等（2018）考虑手术后下游的 ICU 中病床资源的容量约束，基于不确定的手术时间和术后 ICU 住院时间，借助椭球和区间不确定集合刻画不确定性，提出了一个手术计划调度两阶段鲁棒优化模型，并得出易求解的鲁棒等价问题，提出列生成启发式算法对模型进行求解[108]。Zhang 等（2018）研究了基于矩不确定集合的分布式鲁棒优化手术计划问题，并建立了两类模型：一类为手术室加班时间的机会约束模型，另一类为两阶段分布式鲁棒优化模型。他们将这两类模型分别转化为 0－1 半定规划问题和 0－1 二阶锥规划问题，并通过相应的算法进行求解[109]。Shehadeh 和 Padman（2021）研究了随机手术时间、随机术后 ICU 的住院时间和 ICU 容量有限的情况下，将择期手术患者分配到多个手术室的决策过程[110]。Di Martinelly 等（2014）探讨了手术室使用数量、护士使用量和加班工作之间的权衡问题，在考虑可用外科医生和麻醉师的同时，对手术室的调度进行规划[111]。Jiang 等（2017）基于给定的服务次序，考虑手术时间和爽约次数的不确定性，建立了分布式鲁棒优化预约调度模型，分析了模型的性质，将其转化为易求解的优化问题，并提出有效不等式提高算法的求解效率[112]。Kong 等（2013）研究了单服务台的预约调度问题，基于服务时间概率分布的均值和协方差矩阵，运用协方差矩阵体现服务时间的相关性，建立了分布式鲁棒优化预约调度模型并得到了近似最优解[113]。

虽然目前对门诊和手术室调度有着大量的研究基础，但是针对新兴的远程会诊的调度问题研究却非常少。Erdogan 等（2018）针对美国农村地区的病人，提出了一个两阶段随机线性规划模型来生成远程医疗最优调度，考虑了手术设备的清洁时间和病人爽约的因素[114]。董天舒和张梅奎（2017）借鉴医院门诊所采用的挂号方式，对远程会诊预约调度新模式提出了自己的见解[115]。徐儒等（2010）针对多专家远程综合会诊调度问题，提出了用群体决策的方法进行调度，并通过分析多专家会诊调度的特点，把调度问题转化为图论问题，建立了数学模型，采用贪婪算法求得目标函数值，进行迭代扫描，逐步求出最优的多专家会诊调度结果[116]。Loeb 等（2020）研究了在新冠肺炎疫情期间，为了合理分配资源，防止病毒感染，同时保障有效的病人护理，骨科手术部在 5 天的时间里迅速推出远程医疗调度规划，旨在希望为新冠肺炎疫情期间实施远程医疗的医生提供实践指导[117]。

2.3 远程医疗运营管理优化方法

关于医疗运营管理的优化方法有很多，主要集中在排队论、仿真优化和数学规划等方法[118,119]。本节主要针对本书中所用到的仿真方法和随机规划的方法进行文献梳理。

2.3.1 仿真方法

预约系统是典型的排队系统[120-123]，而仿真方法在刻画复杂排队系统并反映环境变量中有着很大的优势，因此对于复杂的医院流程，很多学者选择采用仿真的方法对预约调度问题进行求解。

在关于门诊和急诊部门的研究中，Yousefi 等（2020）对基于仿真的方法研究医院急诊部门的文献进行了综述，并指出了在该领域内基于仿真优化方法的主要研究趋势[124]。Lin 等（2011）[125]、Schuetz 和 Kolisch（2012）运用仿真方法对 MDP 模型中的贝尔曼方程进行近似，确定患者爽约情形下接受预约的最优患者数量[126]。Li 等（2021）提出了一种以病人为中心的门诊排程综合优化方法，并开发了一个基于前景理论的模型来量化每个患者的实时满意度。为了证实这种方法，他们采用基于离散事件模拟的优化方法来最大化两类病人的平均满意度。结果表明，该方法大大减少了患者的等待时间，而不会对提前预约的患者的满意度产生太大的影响[127]。Zhao 和 Wen（2021）研究了一个针对顺序到达患者分配可重复使用医疗资源的问题。在患者按一定分布随机到达的情况下，他们提出了一种基于最优值函数线性逼近的算法，并在不同的仿真中证明了该算法在已知返回次数的情况下，性能优于常用的算法[128]。Cayirli 等（2019）从两个决策层面研究了门诊对于季节性固定和当天到达患者的需求，宏观层面的决策解决调度规则以及容量分配问题，微观层面的决策解决具体的分配时长。他们开发了一个完全集成的仿真模型，模拟了门诊的动态过程，并提出综合方法通过考虑患者的提前期、直接等待时间和门诊加班时间作为绩效的相关衡量指标来改善决策[129]。Klassen 和 Yoogalingam（2019）采用仿真的方法，建立了多阶段门诊系统的预约调度规则，发现与单阶段系统里医生完成全部所有服务相比，添加中级服务提供者（如医生助理或护士执业医师）可以有效减少患者等待时间、患者流动时间以及医生与患者的服务时间[130]。

在关于手术室的研究中，Schoenfelder 等（2021）开发了一个仿真模型，用于描述整个手术室的流程，模型包括从动态管理等候列表中安排手术、处理各种类型的计划中断、重新安排推迟的手术以及重新分配手术室容量等功能[131]。Zhang 和 Xie（2015）基于离散事件仿真研究了多手术室预约调度排程问题，并评估了外科医生等待、空闲和加班所产生的总费用的样本路径梯度，提出了一种基于无偏梯度估计的随机逼近算法，大量的数值实验表明该算法收敛于全局最优解[132]。Lamiri 等（2008）提出了一种结合蒙特卡罗模拟和混合整数规划的方法解决存在择期手术和紧急手术两种手术类型需求的规划问题。Aissaoui 等（2020）研究了私立医疗机构手术调度问题，提出了一个混合整数线性规划，并通过蒙特卡罗模拟对该模型的性能进行了评价[133]。张政等（2012）针对手术室调度的四个优化指标建立了相应的线性优化模型，并采用蒙特卡罗模拟的方法考虑手术时间的不确定性，采用 Cplex 软件进行数值求解，证明了所提方法的有效性[134]。Liu（2019）等针对手术后下游病床的容量计划和调度问题，建立了一个马尔可夫决策过程模型，并通过大量的仿真实验研究他们提出的理论模型在各种环境下的适应性[135]。Zhuhadar 和 Thrasher（2019）运用离散事件仿真模型研究了医生和护士的资源调度以及由此产生的对等待时间和人员需求的影响因素[136]。Cudney 等（2019）为医院开发了一个离散事件仿真模型，用于分析入院、患者转移、住院时间、等待时间和排队时间。仿真结果表明，将病床周转时间减少 1 小时可显著减少排队等候的患者时间；此外，将平均服务水平降低 10 小时，可显著减少患者的平均等待时间和平均排队时间[137]。

在仿真方法对远程医疗的研究中，大部分仍集中在对远程医疗服务质量影响[138]及评价[139]和经济评价等方面[140]，对远程医疗运营调度问题的研究仍然匮乏。

2.3.2 随机规划方法

随机规划是解决不确定性问题常用的方法。由于患者服务时间、到达等不确定性，对门诊、手术室的调度优化的求解往往比较复杂，尤其是同时考虑患者排序和最优调度准则时，原问题为 NP - hard 问题，因此很多学者开始设计新的有效算法以加速求解或设计启发式算法获得近似最优解。在远程医疗调度优化上，同样面临这样的问题。

随机规划的求解方法可以分为解析法和数值法。解析法常用的求解思路是，证明最优解的存在或对最优解的性质加以说明，与已存在求解策略进行对比或者给出最优目标的上下界，以此为基础设计更有效的求解算法[79,141,142]。数值法通过迭代对复杂的模型进行求解，常用的方法包括近似随机优化、启发式算法等，求解的难点在于对期望追索函数的计算。现有的逼近方法大概分四类，包括情景方法、随机梯度方法、原始对偶分解方法和可分离逼近方法。其中情景方法由 Kleywegt 等（2002）[143]提出。使用样本均值来逼近期望追索函数，其优点在于易于实现，当数据量比较大时，精确度也比较高；缺点在于数据量很大时计算非常消耗时间，计算成本较大。情景方法中的 SAA 方法作为近似随机优化的方法在求解随机规划问题中得到了广泛的应用[144]。

Shapiro 等（2009）[145]、Kall 和 Mayer（2011）[146]、Birge 等（2011）[147]在专著中对随机规划的方法进行了比较详细的介绍和系统的分析。在关于门诊的研究中，Erdogan 和 Denton（2013）考虑服务时间和患者数量不确定的情况下，建立了两个随机优化预约调度模型，分别研究存在患者爽约行为的预约调度问题和动态调度问题，并采用分解算法进行了求解[75]。Pan 等（2020）研究了考虑门诊患者不守时、多服务器和患者爽约的预约排程问题，通过建立一个两阶段随机混合整数规划模型，求解得出在确定预约时间下的患者动态分配决策[148]。Berg 等（2014）研究了考虑患者到达不确定和排序的预约调度模型，建立了一个基于两阶段随机混合整数规划的预约调度模型，通过分析模型的基本结构，给出了三种求解方法，并通过一系列实验确定了最佳的求解方法[93]。Denton 和 Gupta 研究了固定到达序列下考虑服务时间不确定的预约调度问题，并将该问题表示为一个两阶段随机线性规划模型，并运用 L - shaped 算法得到了模型最优解的有效上界[149]。Jiang 等（2019）通过建立随机规划模型研究了非实时性的门诊调度问题，他们比较了患者守时到达和非守时到达系统的性能，使用 Benders 分解结合 SAA 方法求解不守时系统问题，以最小化病人等待时间、医生空闲时间和加班时间的加权和为目标，确定预约间隔的全局最优解[150]。Chen 和 Robinson（2014）考虑了提前预约和当天到达患者同时存在的预约调度问题，将该问题描述为一个随机线性规划模型，并提出了两个启发式算法对模型进行求解[90]。

在关于手术室的研究中，Denton 等（2010）考虑手术时间的不确定性，建立了两阶段随机规划模型，以最小化手术室开放成本和加班成本为目标，并得到了最优的调度结果[151]。Gul 等（2015）研究了手术需求和手术时间不确定性的手术计划调度问题，以最小化手术取消、患者等待和加班的期望成本为目标建立了多阶段随机混合整数规划模型[152]。Pang 等（2019）同时考虑病例取消和手术时间的不确定性，建立了多手术室随机整数规划模型，并使用 Benders 分解来解决求解的复杂性问题[153]。

在其他服务系统的研究中，Zhou 和 Yue（2019）考虑了一个多阶段序贯服务系统中的预约调度问题，其中决策者在第一阶段确定每位顾客的预约时间，目标是最小化多阶段中顾客的等待时间、服务提供者的空闲时间的期望加权成本。他们将该问题描述为一个随机规划模型，然后建立不同阶段的等待时间和空闲时间之间的线性关系，将随机规划问题转化为一个两阶段规划，并提出了一种有效的 L – shaped 算法进行求解[154]。Zhou 和 Yue（2021）研究了多阶段服务系统中考虑随机服务时间和爽约的问题，目标是最小化多阶段的顾客等待时间和服务器空闲时间期望加权成本之和。针对该问题，他们将其表示为一个随机规划模型，采用样本平均近似的方法将其转化为混合整数规划模型，并使用 Benders 分解算法进行求解[156]。Zhou 等（2020）研究了公立医院病人住院的最优分配和调度问题，他们提出了一个非线性随机规划模型，并将该模型转化为易于求解的确定性混合整数线性规划问题。考虑到分配的容量和计划接受率，他们进一步提出了一个两阶段随机混合整数规划模型，并结合目标规划模型优化病人的调度[157]。

从表 2.1 中可以看出，在列出的主要参考文献的模型中，大部分采用了两阶段随机规划的方法，根据模型描述问题的特点，部分文献采用了随机混合整数规划和多阶段的随机规划模型。本书在第 5 章的模型由于考虑了排序问题，因此最终转化为两阶段随机混合整数规划问题。

表 2.1 随机规划方法和求解算法文献对比

文献作者	方法	求解算法				数据	
		L - shaped	Benders 分解	分布式鲁棒	其他	真实	实验
Erdogan 等[75]	2 - SLP 和 M - SLP				Nest 分解	√	
Berg 等[93]	2 - SMIP	√				√	
Denton 等[149]	2 - SLP	√					√
Zhou 等[154]	2 - SLP	√					√
Jiang 等[150]	SP		√				√
Chen 等[90]	SLP				启发式		√
Kong 等[113]	2 - SP			√		√	
Pan 等[148]	2 - SMIP		√		随机近似	√	
Pang 等[153]	3 - SMIP	√	√			√	
Castaing 等[155]	2 - SMIP				启发式	√	
乔岩（本书）	2 - SMIP		√		启发式	√	

注：2 - SLP——两阶段随机线性规划；M - SLP——多阶段随机线性规划；
2 - SMIP——两阶段随机混合整数规划；SP——随机规划。

在求解方法上，由于当约束规模较大时直接在求解器中求解时间过长，因此一般需要应用一些求解算法进行求解，L - shaped、Benders 分解、分布式鲁棒等方法是常用的一些求解算法。本书采用 Benders 分解算法对模型进行求解，同时针对排序问题，也设计了一些启发式算法进行求解，并在第 5 章将这些算法求得的结果进行了对比分析。在数据上，由于医院数据的保密性，有一部分文献采用了真实数据进行数值求解，一部分文献在假设合理的情况下对模型进行了数值实验。本书采用的是河南省远程医学中心的真实数据，因此研究成果更具有实际意义。

从表 2.2 中可以看出，在列出的主要参考文献模型里，在决策上全部都有对最优到达间隔时间的决策，部分模型考虑了排序。在调度周期上，

表 2.2　随机规划模型文献对比

文献作者	决策		调度周期		服务器		随机变量		目标		
	预约时间间隔	考虑排序	单	多	单	多	服务时间	爽约	等待时间	空闲时间	超时
Erdogan 和 Denton[75]	√		√		√		√	√	√		√
Berg 等[93]	√	√	√		√		√	√	√	√	√
Denton 和 Gupta[149]	√		√		√		√		√	√	√
Zhou 和 Yue[154]	√			√	√		√		√	√	
Jiang 等[150]	√		√		√		√	√	√	√	√
Chen 和 Robinson[90]	√	√	√		√		√	√	√	√	√
Kong 等[113]	√		√		√		√		√		√
Pan 等[148]	√		√			√	√	√	√		√
Pang 等[153]	√	√	√			√	√	√	√		√
Castaing 等[155]	√		√		√		√		√		
乔岩(本书)	√	√	√		√		√	√	√	√	√

大部分模型都只考虑了单周期的预约调度问题。在服务器数量上，考虑到模型的复杂程度，大部分模型考虑的都是单服务器模型。在不确定性上，都考虑了服务时间的不确定性，且部分模型同时考虑了爽约的情形。在目标函数上，所有的模型都考虑了等待时间，部分模型同时考虑了服务器空闲时间和超时时间。本书第 5 章的模型在决策上同时考虑了最优到达时间间隔和排序；考虑到模型过于复杂会很难求解，因此采用了单阶段单服务器的选择；在不确定性上，同时考虑了随机服务时间和爽约行为；在目标函数上，考虑了最小化等待时间、诊室空闲时间和超时时间期望之和。和大部分参考文献相比，本书的模型在远程会诊的背景下考虑了足够多的不确定性，且考虑排序的决策也使得模型具有一定的复杂度。

2.4　国内外研究现状总结及启示

从以上的研究现状可以看出，经过数十年的发展，传统医疗运营管理领域的资源配置优化和预约调度优化问题都取得了丰硕的研究成果，运营管理领域相关学者采用不同的方法对资源配置和预约调度进行了多方位的研究，为管理者合理有效地设计预约调度系统、提高医疗服务质量提供了坚实的理论基础。然而关于远程医疗资源配置和预约调度优化的研究还很少，这些成果为本书的研究提供了一定的指导与启发。

在研究方法上，国内外学者对医疗运营管理问题中主流使用的仿真优化、排队论、数学规划等方法的研究已经比较成熟。在与远程会诊调度具有一定相似性的门诊和手术室调度研究中，不确定性是研究中一个重点的考虑因素。多数研究成果表明，门诊和手术室患者预约调度受到多种因素影响，主要包括随机服务时间、患者行为、服务中断、患者偏好等。国内外学者们在相关研究中使用随机规划、动态规划、鲁棒优化、仿真等方法对门诊和手术室调度过程中的不确定性进行刻画。这些研究成果为本书的研究方法提供了良好的研究基础。

在研究问题上，由于国内外对远程医疗资源配置和预约调度的研究都非常少，并且我国与国外远程医疗模式及流程有着较大的差异，我国的远程医疗具有一定的独特性，因此我国的远程医疗运营管理问题具有较大的研究空间。我国的远程会诊存在多阶段、多方因素影响、专业技术要求等特性，因此其运营管理问题比传统的门诊和手术室问题更加复杂，最优资源配置方案和调度策略也更不容易实现。本书从宏观的资源配置和调度策略以及微观的调度方法两个层面对我国远程会诊运营管理问题进行了较为全面的研究，以期我国的远程医学中心可以更好地进行决策、分配资源，进而进一步提高服务质量。

2.5　本章小结

本章首先从概念和发展历程两个方面对远程医疗进行了较为全面的概述，指出了我国远程医疗运营管理目前面临的管理问题和挑战。接下来，由于国内外文献目前对远程医疗运营管理问题研究不足，因此从资源配置优化、调度策略和调度方案三个方面分别对与远程会诊运营管理问题最为接近的门诊和手术室运营管理问题进行了文献归纳总结和分类，并指出门诊、手术室调度问题与远程会诊调度问题之间的联系与区别以及现有成果对本书的启示。最后，针对远程医疗运营管理优化方法，从本书用到的仿真方法和随机规划两个方面对现有文献进行了梳理，并将本书的模型与文献中的模型进行了对比。本章的文献综述为后续章节研究工作的展开奠定了理论基础。

第3章　远程会诊资源优化问题

3.1　研究背景与动机

远程医疗作为信息时代的医疗手段，可以在很大程度上解决就医距离问题，乡村地区和偏远山区的患者不用长途跋涉到大城市的大型医院就可以得到高质量的医疗服务，促使优质的医疗资源向基层下沉。我国的医疗机构数量和年诊疗人次都在逐年递增。截至2019年年底，全国医院数量增至33 589个，同比增长2.6%；同时在2019年，全国医院诊疗人次达到85.2亿人次，同比增长3.1%。这说明我国的医疗资源依然存在缺口。随着我国逐步步入老龄化社会，远程医疗也是让老年人更加便捷地获得高质量医疗服务的一条有效途径。

在国家大力推进远程医疗建设及应用的背景下，近年来一些省份的远程医学中心远程会诊的请求量逐步增大。例如，2020年7月，华西医院远程医学中心累计开展远程疑难病例会诊710例次，同比增长16.58%，单日最高会诊达56例次，日均会诊32例次，均创造了该中心建立以来的最高纪录。在会诊病例逐步增加而医疗资源却有限时，如何合理地安排远程会诊诊室和专家资源，成为医院运营管理中的新问题。

在对医院资源配置优化的研究中[158-160]，建立复杂的数学优化模型和通过仿真进行模拟求解是两种主流的方法。本章采用仿真的方法对远程会诊资源优化进行研究，主要是由于：①到达过程和服务过程都不是泊松过程，因此无法用传统的马尔可夫过程的方法求解；②远程会诊过程是一个混合排队网络，且存在匹配过程，很难用数学方法进行描述；③离散事件仿真模型可以更方便地对各个子系统的排队情况进行动态观察来寻求优化的方向。

在对远程会诊资源优化的研究中，远程会诊的流程是重要的一环，也是建立离散事件仿真模型的基石。在目前的文献研究中，运用仿真方法针对远程会诊流程的研究非常少。Babashov 等（2017）[161]、Lina 等（2017）[162]、El - Darzi 等（1998）[163]、Werker 等（2009）[164]和 Matthew 等（2011）[165]分别采用不同的仿真方法和仿真软件对不同国家的肿瘤病人就诊流程、急诊部门流程、老年患者住院流程、放射治疗流程、药房配药流程等进行了仿真建模与分析，评估各因素对其所研究的医院流程的影响。本书远程会诊的流程与上述医院流程均有较大差异，但是在研究方法上可以借鉴与参考相关文献。

本章在 3.2 节描述了远程会诊流程，针对排队系统中关键的到达过程和服务过程，采用核密度估计和反变换法得出会诊申请间隔时间和服务时间的随机变量样本，以嵌入到仿真模型中。在 3.3 节根据河南省远程医学中心数据对模型参数进行设置，建立了离散事件仿真模型，并对模型的仿真结果与观测值进行了对比。在 3.4 节对模型进行了灵敏度分析，以寻求局部最佳的资源配置组合。最后在 3.5 节给出结论和相应的管理启示。

3.2　问题描述与模型建立

3.2.1　远程会诊流程

根据图 1.2 的流程，本章建立了远程会诊排队模型，其对应的排队网络流程如图 3.1 所示。

图中实线代表基层医院医生流向，虚线代表上级医院专家流向。该排队模型是基于 G/G/s 模型的多服务台混合制排队模型，根据调研的河南省远程医学中心远程会诊实际运营流程组建的。

整个远程会诊排队流程分为两个阶段，第一阶段的排队过程又可分为两部分。第一部分是基层医院医生提出会诊请求的队列，远程医学中心的工作人员收到会诊请求后，根据基层医院医生所需要的科室的专家进行匹配。如果所需要的专家是空闲的，那么匹配成功，流程将继续；否则对该

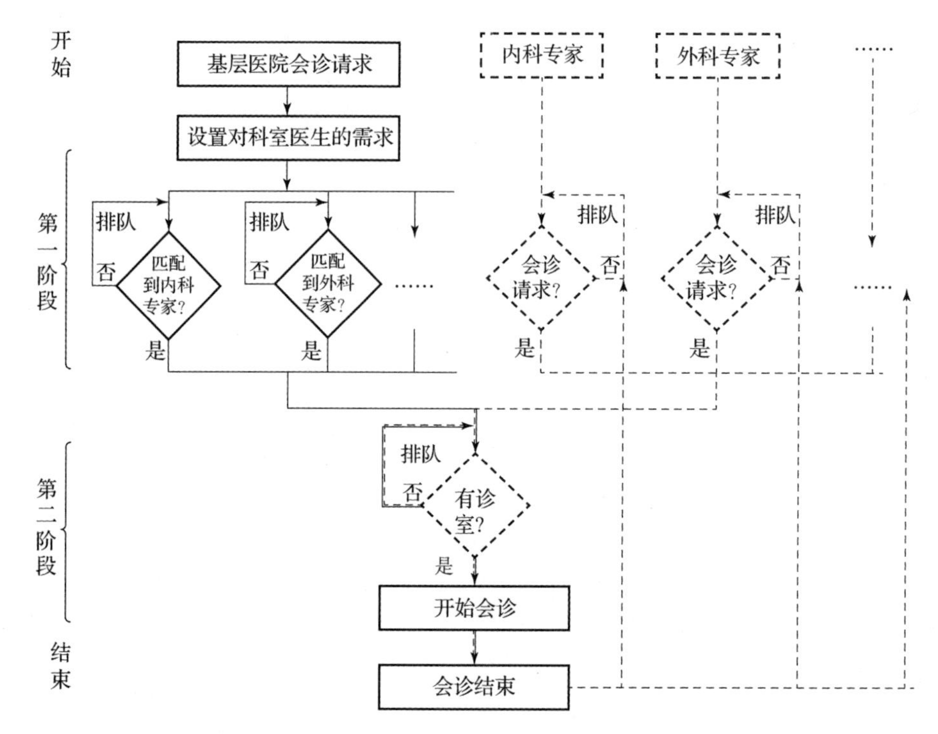

图 3.1　远程会诊排队网络流程示意

请求进行排队。基层医院医生提出的请求相当于“顾客”，匹配到所需的专家即为完成服务，完成服务之后基层医院医生与上级专家一起进入到第二阶段的队列中。第二部分是上级医院专家的队列，一定数量的各科室专家会在规定的日期内专职排队等候匹配远程会诊。第二阶段是等候空闲诊室的队列，远程医学中心工作人员检查是否有空闲的远程会诊诊室，如果有，他们将开始进行远程会诊；如果没有，则进行排队。请求会诊的基层医院医生和匹配到的所需科室的专家可被共同视为“顾客”，远程会诊诊室作为“服务台”。

需要说明的是，本章中探讨的等待时间是指从基层医院医生发出会诊请求到会诊实际开始的时间，包括从发出会诊申请到会诊当天到达时间(即按照预约时间，基层医院医生在基层医院的诊室内通过通信设备上线，等待上级医院专家的接入）之间的线下等待时间和从会诊当天到达时间到会诊实际开始时间之间的线上等待时间。从会诊申请时间到预约成功之间的时间对应图 3.1 中的第一阶段等待时间，意味着远程会诊申请已经匹配到了专家；从预约成功到实际会诊开始时间之间的时间对应图 3.1 中的第二阶段等待时间。各时间段之间的关系如图 3.2 所示。

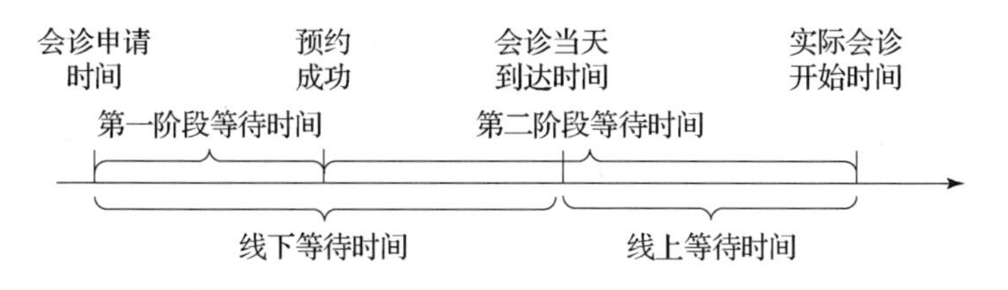

图 3.2　等待时间示意

3.2.2　到达过程与服务过程

在排队系统中，到达过程和服务过程是需要重点关注的部分。许多学者对医疗运营领域中排队网络的到达过程进行了研究。在排队论的基础模型中，为了便于推导计算，通常将到达过程视为泊松过程或泊松过程的推广[166-169]，Kim S-H 等（2014）[170]发现，呼叫中心到达数据在每一天内与非齐次泊松过程一致，但在多天内表现出过度分散的特征。因此，他们提出了一种新的高斯均匀到达过程模型[171]。Chan CW 等（2017）[172]介绍了一个到达率随时间变化的排队系统，并研究了这种动态性如何影响常见的系统的稳定性、系统中预期的客户数等性能。

然而本书通过对实际历史会诊数据进行统计学检验，发现到达过程和服务过程并不服从泊松分布。由于远程会诊申请的到达间隔时间分布以及服务时间分布是未知的，如果假设分布则会增加误差，因此为了使模型的输入更大程度上贴近现实分布情况，需要对其分布进行估计。

关于远程会诊的到达过程和服务过程目前还缺乏相关文献研究。本书采用核密度函数来估计到达时间间隔服从的分布。记 $X_1, X_2, \cdots, X_n$ 是取自基层医院会诊申请间隔时间总体 X 的样本，$x_1, x_2, \cdots, x_n$ 表示样本观测值。

$$\hat{f}_n(x) = \begin{cases} \dfrac{f_i}{h_i} = \dfrac{n_i}{nh_i}, x \in I_i, i = 1,2,\cdots,k \\ 0, \text{其他} \end{cases} \tag{3.1}$$

$\hat{f}_n(x)$ 为样本的经验密度函数，它可以作为总体密度函数的一个非参数估计，它所对应的函数图形就是频率直方图。将样本观测值中最大值和最小值之间的区间划分为 k 个不相交的小区间，记第 i 个小区间为 I_i，其长度为 $h_i(i=1,2,\cdots,k)$，表示窗宽（Bandwidth），它决定了经验密度函数的形状。把样本观测值逐个分到各区间内，并计算样本观测值落在各区间内的频数 n_i 及频率 $f_i=\frac{n_i}{n}$。在 x 轴上截取各区间，以 $\frac{f_i}{h_i}$ 为高作小矩形，得到频率直方图。从经验密度函数定义可以看出，某一点 x 处的密度函数估计值的大小与该点附近包含样本的数量有关。$\hat{f}_n(x)$ 依赖区间的划分，同时 $\hat{f}_n(x)$ 是不连续的阶梯函数，这不利于后续的分析计算。Parzen（1962）[173] 提出以 x 为中心，以 $h/2$ 为半径的邻域，当 x 变动时，邻域的位置也随着变动，用落在这个邻域内的样本点的个数去估计点 x 处的密度函数值。

$$H(u)=\begin{cases}1, & |u|\leqslant\frac{1}{2}\\ 0, & \text{其他}\end{cases} \tag{3.2}$$

并给出了最早的核密度估计函数：

$$f_h(x)=\frac{1}{nh}\sum_{i=1}^{n}H\left(\frac{x-x_i}{h}\right) \tag{3.3}$$

Parzen 窗密度估计把 x 邻域内的所有的点看作同等重要是不太合理的，应该按照邻域内各点距 x 的远近来确定他们对 $\hat{f}_n(x)$ 的贡献大小。因此，将 Parzen 窗密度估计加以推广，定义为：

$$f_h(x)=\frac{1}{nh}\sum_{i=1}^{n}K\left(\frac{x-x_i}{h}\right) \tag{3.4}$$

其中，$K(\,)$ 为核函数，h 为窗宽。本章选取高斯函数对基层医院会诊申请间隔时间进行核密度估计，并得出概率密度函数（pdf）的累积分布函数（CDF），如图 3.3 所示。其中，图 3.3（a）为间隔时间的核密度估计函数，图 3.3（b）为该核密度估计函数的累积分布函数及其与经验分布函数的对比。

在仿真系统中，本章使用反变换法根据到达时间间隔的分布函数来获得随机变量样本。随机变量 Y 为到达时间间隔，$F(x)$ 为随机变量 Y 的分布

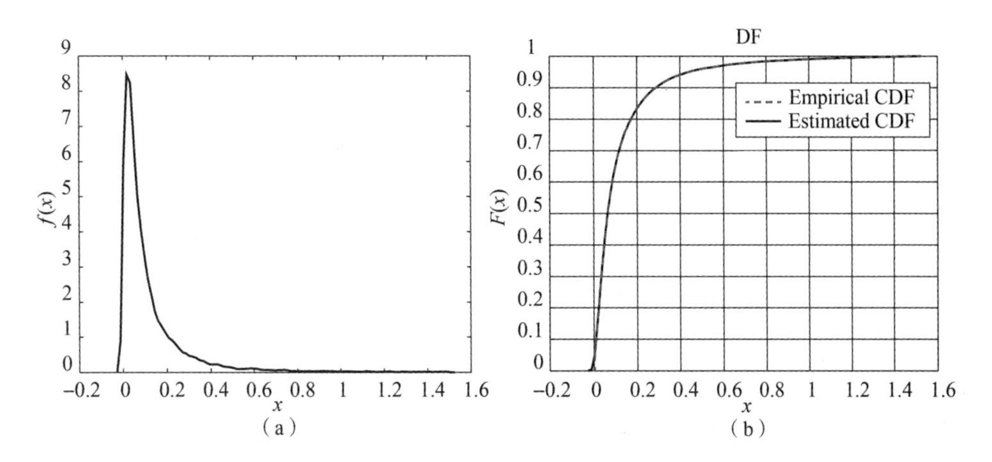

图 3.3　会诊申请间隔时间的 pdf 和 CDF

（a）pdf；（b）CDF

函数，则 $F(x)\in[0,1]$，令随机变量 $\zeta\sim U(0,1)$。根据分布函数的性质，可知其分布函数的反函数 $F^{-1}(x)$ 必然满足：

$$F^{-1}(\zeta)=Y:F^{-1}(\zeta)=Y \tag{3.5}$$

然而由于无法求解出累积分布函数的解析式，就无法得到随机变量 Y，因此，需要对分布函数进行拟合来得到解析式。在众多拟合函数中，由于多项式函数最利于求解与分析，因此本章对分布函数进行多项式拟合。

从图 3.4 可以看出，多项式次数越高，拟合效果越好。然而有文献研究表明，多项式拟合次数过高会造成拟合方程曲线上下震荡的现象出现，反而影响拟合精度，并且过高的次数会使后续的计算时长大幅增加，从而使仿真时间过长。因此，综合拟合精度和仿真时长的考虑，本章选择七次多项式对分布函数进行拟合，记为：

$$\hat{f}_{it}(x)=a_1x^7+a_2x^6+a_3x^5+a_4x^4+a_5x^3+a_6x^2+a_7x+a_8\quad x>0 \tag{3.6}$$

令 $\hat{F}_{it}(x)=\hat{f}_{it}-\zeta=0$，其中，$\zeta\sim U(0,1)$，求解得到的 x 值即为通过拟合得到的会诊申请间隔时间，采用同样的方法可得到会诊服务时间。

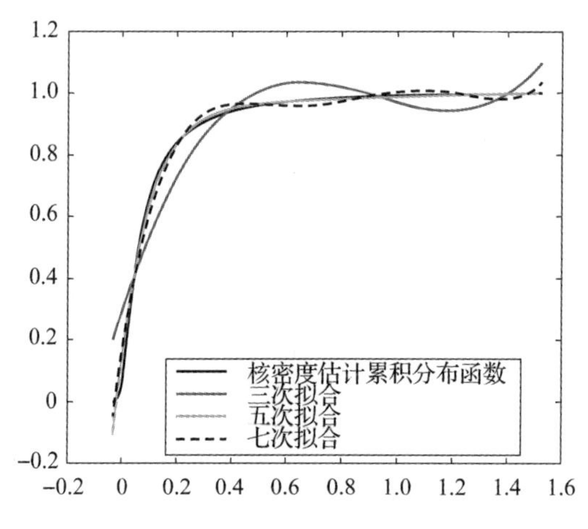

图 3.4 分布函数多项式拟合

3.3 仿真与验证

3.3.1 参数设置

本章的数据来源于河南省远程医学中心 2017 年 12 月 28 日—2018 年 12 月 31 日的 19 438 例会诊数据，包括会诊申请时间、会诊实际开始时间、会诊实际结束时间、会诊专家医师以及其所在科室等字段。由于原始数据存在部分病例记录瑕疵，因此本章通过限制上下阈值对原始数据进行了清洗降噪，去除异常值。

在原始数据中，进行会诊的科室是按照郑州大学第一附属医院的科室进行划分的，多达 57 个科室，然而在建立的排队系统中，设置如此繁多的科室将会严重影响仿真模型的运行时间，因此需要将细分的科室进行归类。参照郑州大学第一附属医院的科室划分，本章将所有的科室分为 5 个医学部：内科医学部、外科医学部、妇儿医学部、综合医学部和医技医学部。详细划分情况见附录 A。各医学部会诊数量和所占比例如表 3.1 所示。

模型的参数预设值依据河南省远程医学中心资源配置情况设定，如表 3.2 所示。

表 3.1　各医学部会诊数量与所占比例

医学部	内科医学部	外科医学部	妇儿医学部	综合医学部	医技医学部
会诊数量/例	10 555	4 432	2 197	1 049	1 205
所占比重/%	54. 3	22. 8	11. 3	5. 4	6. 2

表 3.2　仿真模型参数设置

参数	值
仿真时间	12 个月
工作时间	每天的 9：00 - 12：00，15：00 - 18：00
会诊申请率 λ	分布函数提供
医学部数量/个	5
内科医学部专家数量/人	15
外科医学部专家数量/人	12
妇儿医学部专家数量/人	5
综合医学部专家数量/人	3
医技医学部专家数量/人	3
申请与专家匹配时间/h	3/4
会诊申请匹配各医学部概率	0. 543；0. 228；0. 113；0. 054；0. 062
远程会诊诊室数量/个	4
远程会诊诊室系统空间	20
服务规则	FCFS
会诊服务率 μ	分布函数提供

在远程会诊的病例中，绝大部分都是非急诊病例，因此，远程医学中心只在工作时间接受申请和进行远程会诊服务。本章设定一个仿真时间单位为 1 小时，根据实际运营情况，在每 24 个仿真时间单位中，只在第 9 ~ 12 和 15 ~ 18 个仿真时间单位内接受远程会诊的申请和服务，对应于每天

的工作时间9：00—12：00和15：00—18：00。

3.3.2 模型仿真

本章按照图3.1的流程搭建排队系统，使用MATLAB R2014b（8.4.0.150421）和Simulink 8.4建立仿真模型。Simulink是MATLAB中的一种可视化仿真工具，可以方便地对复杂的离散系统进行仿真建模。图3.5为本章仿真模型的框架示意图。

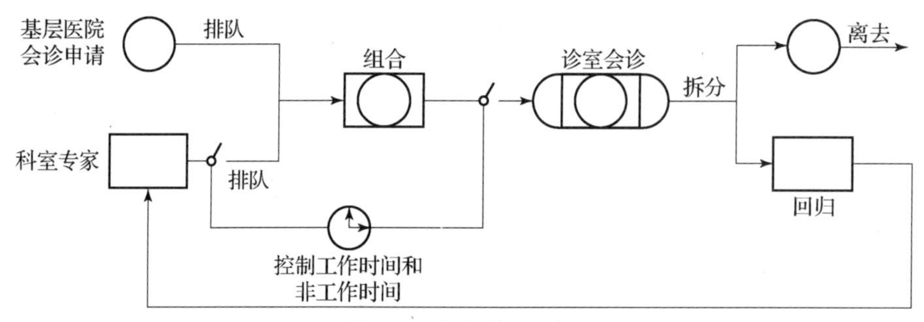

图3.5 仿真模型框架

根据图3.1的流程架构，整体流程分为两个阶段，因此在仿真模型中，整体的排队系统被分为了预约专家和预约诊室两个子系统。总系统的模型界面可见附录B，预约专家和预约诊室子系统模型界面见附录C和附录D。

总系统分为4个阶段。第1阶段为输入阶段。由“Random Source”模块生成随机变量$\zeta \sim U(0,1)$，代入由“MATLAB Function”模块嵌入在Simulink中的$\hat{F}_{it}(x)$函数中，求解七次方程，再由“Complex to Real - Imag”模块筛选出0 - 1的实数解，“Timed to Event Signal”模块将连续信号转化为离散信号流入“Time - Based Entity General”模块，并由该模块产生基于拟合估计分布的实体，即远程会诊申请，在此可以理解为产生的病人。“Start Timer”模块在此时开始记录该例病人所经历的时间。“Enable Gate”模块为时间窗，控制远程会诊只能在工作时间进行。“Digital Clock”模块记录着系统内的时间，每个仿真时间代表现实中的1小时。

第2阶段为预约专家阶段。在病人流入到预约专家子系统后，由“Output Switch”模块根据病人申请的不同医学部将申请分为5个支流，每条支流在“FIFO Queue”模块（已重命名为“内科医学部病人”等）内停留等待与需求的医学部专家匹配。“Step”模块（已重命名为“内科医生产生”等）通过越阶函数使“Time - Based Entity General”模块在极短时间内产生与相应医学部专家数量相同的实体，相当于产生了该医学部相应数量的专家，并在“FIFO Queue”模块（已重命名为“内科医学部医生”等）内停留等待与需求该医学部专家的会诊申请相匹配。如果两者内都有实体存在，则匹配成功，两者同时进入“Entity Combiner”模块（已重命名为“匹配内科医生”等），合并成为一个新的实体，并由“Set Attribute”模块为该新实体赋予该医学部的属性标记，然后由“PMC_Port”模块（已重命名为“内科医学部”等）流出预约专家子系统。注意到预约专家子系统左侧还有5个各医学部医生归位入口，这是上一例某医学部专家在会诊结束后返回到预约专家子系统的入口，返回的该医学部专家经过缓冲区后与新产生的该医学部专家汇合后再次进入“FIFO Queue”模块（已重命名为“内科医学部医生”等）内停留，再次等待与需求该医学部专家的会诊申请相匹配，如此循环往复。从预约专家子系统各个医学部出口流出的混合新实体通过总系统内的“Path Combiner”模块汇合，并再次由时间窗控制在工作时间进行。“Read Timer”模块（已重命名为“预约专家等待时长读取”）记录实体从产生到此时已经经过的时间，即为病人在预约专家阶段的等待时间，同时“Signal Scope”模块（已重命名为“预约专家等待时长”）会生成图动态地显示实时的等待时长，“To Workspace”模块将数据记录为.mat文件。

第3阶段为预约诊室阶段。混合新实体流入到预约诊室子系统内后，“Output Switch”模块将病人与专家的混合体再次分为4条支流，即去往4个诊室中的某个诊室进行会诊，“FIFO Queue”模块（已重命名为“诊室1”等）输出混合实体在该诊室的等待时间，由“Go to”模块记录，并传递到“From”模块，嵌入到仿真系统的MATLAB函数对比输入进的4个诊室的等待时间，选择等待时间最短的诊室支流输出到“Output Switch”模块，并控制其将新到达的实体分流到等待时间最短的诊室中去。接下来病人与专家的混合体进入到“Single Server”模块（已重命名为“会诊1”等），意为开始进行服务，服务时间同到达间隔时间相同，由拟合分布函数提供，在这里被封装为“诊室1服务时间”等整合模块接入服务器中。在会诊前后出现的“Start Timer”模块（已重命名为“诊室1开始”等）

和“Read Timer”模块（已重命名为“诊室1结束”等）记录了该例会诊从分配到该诊室到完成会诊所经历的时间。完成会诊后，由“Get Attribute”模块读取该混合实体上之前赋予的标记，即识别该例会诊是由哪个医学部专家完成的，然后由“Entity Splitter”模块将该混合实体分开，即将该医学部的专家和病人分开。分开后的病人由“PMC_Port”模块（已重命名为“诊室1出”等）流出预约诊室子系统；分开后的专家再次由“Set Attribute”模块赋予之前读取的医学部属性，“Path Combiner”模块将4个诊室流出的专家汇合后，再次读取每位专家所属医学部的属性，并按照各个专家所属医学部的属性从5个支流分流，并由“PMC_Port”模块（已重命名为“内科医学部完成”等）流出预约诊室子系统。流出预约诊室子系统的已完成会诊专家会再次流入预约专家子系统，等待下一例会诊请求的匹配。

第4阶段为输出阶段。流出预约诊室子系统的已完成会诊病人会由“Entity Sink”模块接收，并从#a端口记录完成的会诊例数，之后将4个诊室流出的病人数量加和，输出总完成数，再与生成量相除，得出完成率，由“To Workspace”模块将数据传送到MATLAB工作区并生成相应的.mat数据文件。

3.3.3 模型验证

本节对仿真模型进行验证。仿真模型每次运行8 640个仿真时间单位，每个仿真时间单位对应1小时，每月设定为30个工作日，对应模拟仿真12个月的时间。模型运行100次，在仿真12个月的时间里，前2个月为预热期，其余10个月为实际数据记录期。仿真结果如表3.3所示。

表3.3 仿真与观测值对比

对比项	仿真值	观测值
平均等待时长/h	8.31	8.45
等待时长范围/h	7.57~8.67	0.8~26.99
完成例数	23 114	21 295

在输出指标中，由于只有平均等待时长、等待时长范围和完成例数等指标可以直接从原始数据中提取到，因此表3.3对此3个指标进行了对比记录。从表中可以直观发现，在平均等待时长和完成例数上，仿真值和观测值比较接近。通过 Kolmogorov – Smirnov 检验比较了两者等待时长的分布，证明仿真值和观测值没有显著不同（$p>0.05$），因此可以认为仿真值与观测值足够接近，仿真模型通过了验证。图3.6所示为其中一次仿真的动态平均等待时长。

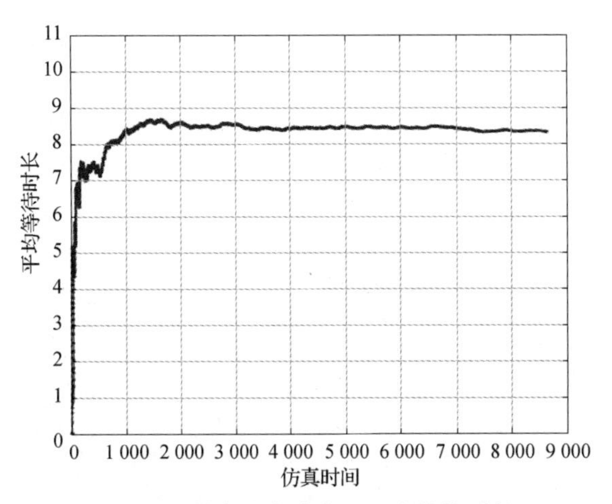

图3.6　某次仿真动态总平均等待时长

从图中可以观测到，经过前2个月（1 440个仿真时间）的预热期，后10个月的平均等待时长达到了稳定状态。

图3.7显示选择各医学部进行远程会诊的基层医院医生的等待时长。可以观察到，内科医学部平均等待时长最长，同时也最稳定。外科医学部的等待时长也比较稳定。妇儿医学部等待时长仅次于内科医学部，且同综合医学部一样，在经历了前期比较高的等待时长后又缓缓降下来，且一直有所起伏。医技医学部等待时长最短，且在整个仿真期间内不稳定。分析此现象的原因，从表3.1可以看出，内科医学部和外科医学部的会诊申请量占据了总申请量的77%，在大量的会诊申请下，一方面会造成内科和外科医学部专家资源紧张，因此两者的等待时长很长，另一方面也会因占据较多的资源，使得其他三个医学部的等待时长不够稳定。这说明在专家资源方面，有需要调整的空间。

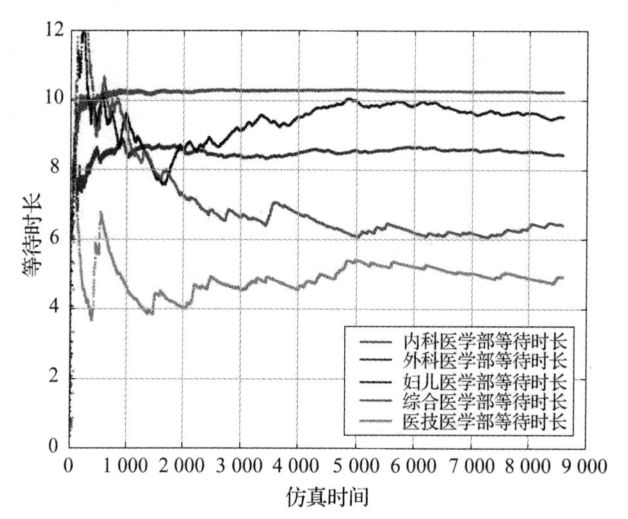

图 3.7　基层医院医生平均等待时长

图 3.8 显示各诊室平均等待时长。

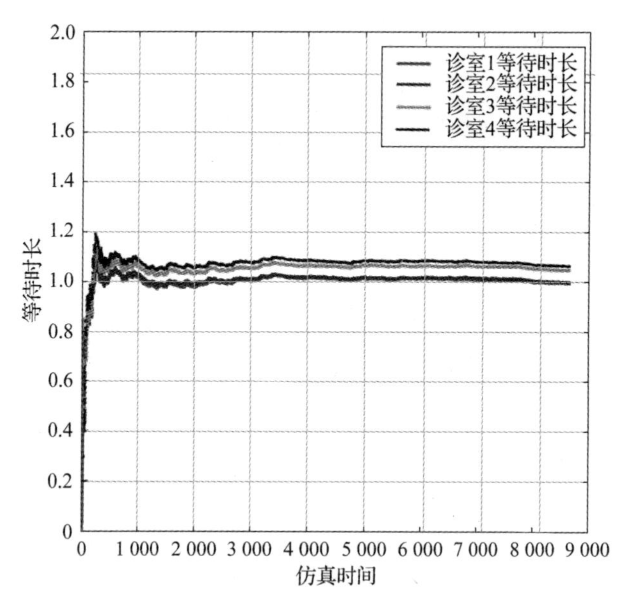

图 3.8　各诊室平均等待时长

从图 3.8 可以看出，4 个诊室的等待时长都比较接近，也比较稳定，且等待时长都不高，说明目前在 4 个诊室的资源配置下，系统性能良好。

3.4　灵敏度分析

为了让系统能为更多的远程会诊申请方服务，需要通过调整参数来测试系统的性能，从而寻找更加优化的参数组合。

由于整个系统的参数组合都互相关联，想要全面地分析每种资源（即 5 个医学部各自的专家数量、诊室数量）对整个排队系统平均等待时长的影响，需要使用 7 维数组，非常复杂，也不便于分析。因此需要进行降维处理。通过对图 3.7 和图 3.8 的分析，在各医学部和诊室的平均排队时长中，内科医学部的排队时长最长，对整个排队系统影响最大。因此，本章首先对内科医学部专家数量、诊室数量参数组合进行仿真实验。在其他所有参数均不变的前提下，通过调整内科医学部的专家数量，在不同诊室数量的条件下，仿真得出每个排队系统的总平均排队时长，以测试内科医学部专家数量和诊室数量对总系统的影响。本章对每组资源组合仿真 2 160 个仿真时间单位，相当于模拟 3 个月的远程会诊，其中前两个月为预热期，后一个月记录数据，并仿真 50 次，得出平均的等待时长、方差和平均会诊完成率如表 3.4 所示。

表 3.4　不同内科医学部专家数量和诊室数量下的系统性能指标

诊室	内科专家/人	8	9	10	11	12	13	14
2 诊室	时长/h	19. 201 2	19. 209 6	19. 254 3	19. 197 3	19. 554 9	19. 204 2	19. 302 4
	方差	0. 645 7	0. 839 8	1. 136 8	1. 268 9	1. 233 8	1. 052 4	1. 122 2
	完成率	0. 973 1	0. 973 7	0. 974 0	0. 973 3	0. 972 9	0. 973 8	0. 972 2
	内科专家/人	15	16	17	18	19	20	21
	时长/h	19. 215 1	19. 329 5	19. 461 1	19. 313 2	19. 195 2	19. 716 8	19. 590 0
	方差	1. 286 6	1. 252 9	0. 853 3	0. 958 1	0. 995 4	0. 923 0	1. 264 8
	完成率	0. 972 6	0. 973 2	0. 972 3	0. 972 9	0. 972 1	0. 972 3	0. 971 9

续表

诊室	内科专家/人	8	9	10	11	12	13	14
3诊室	时长/h	18.419 1	18.879 3	18.332 7	18.354 2	18.373 9	18.262 0	18.238 4
	方差	0.984 3	0.799 8	1.052 6	0.653 9	1.287 9	0.844 0	1.466 4
	完成率	0.974 2	0.974 4	0.974 5	0.974 5	0.973 4	0.974 3	0.975 2
	内科专家/人	15	16	17	18	19	20	21
	时长/h	18.404 3	18.065 4	18.207 3	18.335 4	18.238 7	18.521 3	17.948 0
	方差	1.834 0	0.991 1	1.086 3	1.126 8	0.882 0	1.398 4	1.665 3
	完成率	0.973 7	0.975 0	0.973 3	0.974 2	0.973 3	0.973 2	0.973 9
4诊室	内科专家/人	8	9	10	11	12	13	14
	时长/h	10.092 6	9.577 6	9.411 0	9.146 1	8.776 4	8.577 1	8.163 9
	方差	0.374 3	0.315 3	0.443 0	0.241 3	0.303 7	0.308 3	0.313 3
	完成率	0.984 9	0.985 5	0.986 1	0.987 3	0.987 1	0.987 8	0.988 4
	内科专家/人	15	16	17	18	19	20	21
	时长/h	8.190 3	7.897 4	7.492 3	7.183 3	7.075 5	6.703 3	6.371 7
	方差	0.292 1	0.252 1	0.178 6	0.270 7	0.164 0	0.267 5	0.303 4
	完成率	0.986 8	0.989 0	0.989 3	0.989 1	0.989 5	0.989 5	0.990 6
5诊室	内科专家/人	8	9	10	11	12	13	14
	时长/h	9.729 5	9.490 3	9.197 9	8.812 8	8.674 5	8.193 8	8.046 3
	方差	0.299 2	0.253 8	0.218 7	0.229 8	0.229 7	0.316 5	0.195 7
	完成率	0.985 8	0.985 7	0.986 5	0.986 2	0.986 5	0.986 9	0.987 4
	内科专家/人	15	16	17	18	19	20	21
	时长/h	7.895 5	7.719 0	7.304 7	7.018 3	6.769 5	6.541 0	6.249 0
	方差	0.152 6	0.186 9	0.351 7	0.303 1	0.235 5	0.272 9	0.257 2
	完成率	0.988 2	0.987 4	0.988 5	0.989 2	0.990 5	0.990 4	0.990 6

续表

诊室	内科专家/人	8	9	10	11	12	13	14
6诊室	时长/h	7.852 6	7.897 5	7.679 0	7.385 6	7.313 3	6.996 1	6.897 8
	方差	0.082 0	0.097 4	0.115 6	0.123 4	0.088 4	0.061 4	0.113 1
	完成率	0.989 4	0.989 0	0.990 0	0.990 8	0.990 0	0.990 4	0.990 2
	内科专家/人	15	16	17	18	19	20	21
	时长/h	6.871 4	6.617 1	6.446 4	6.312 8	6.083 3	5.976 8	5.812 0
	方差	0.091 4	0.103 2	0.073 8	0.065 2	0.140 9	0.083 8	0.084 6
	完成率	0.991 2	0.990 2	0.991 6	0.991 0	0.991 9	0.991 8	0.992 1
7诊室	内科专家/人	8	9	10	11	12	13	14
	时长/h	8.150 5	8.041 7	7.892 5	7.618 2	7.485 8	7.232 2	7.082 6
	方差	0.108 2	0.079 1	0.110 6	0.107 5	0.098 9	0.091 8	0.078 9
	完成率	0.989 3	0.989 8	0.990 2	0.989 3	0.990 0	0.990 8	0.990 6
	内科专家/人	15	16	17	18	19	20	21
	时长/h	7.018 7	6.849 8	6.734 3	6.461 4	6.335 4	6.164 8	5.955 4
	方差	0.011 3	0.073 4	0.090 9	0.071 8	0.112 2	0.113 2	0.073 0
	完成率	0.990 6	0.991 3	0.991 0	0.991 3	0.992 4	0.992 1	0.991 5

表中三个指标反映了在不同资源配置下系统的性能。从表 3.4 中可以看出：①在给出的资源配置下，所有系统的完成率都较高，且资源越丰富，完成率越高；②但是在诊室数量为 4 个以下时，等待时长较长，但随着资源量的增加，等待时长相应地有所减少；③在等待时长的方差上，总体表现出资源量越丰富方差越小的趋势，表示资源越丰富等待时长越稳定。为了更直观地分析诊室数量和内科医学部专家数量对系统的影响，接下来使用三维网格图和等值图进行分析，如图 3.9 ~ 图 3.11 所示。

从图 3.9 可以得出以下结论：

①内科医学部专家数量和远程会诊诊室数量都会对平均等待时长造成影响，但是在不同的数量范围内对等待时长的影响不同。

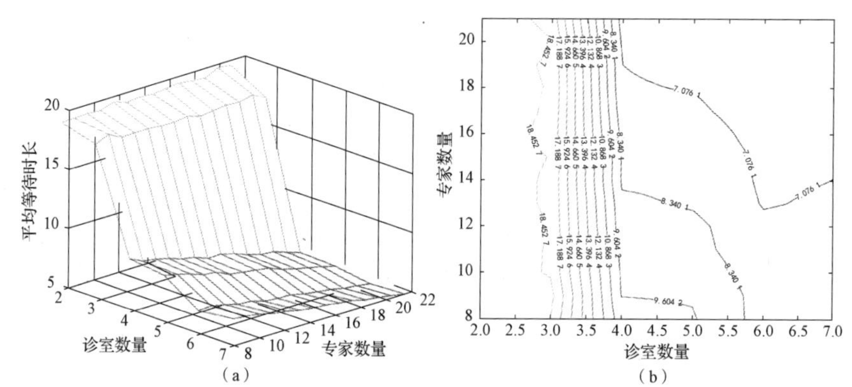

图 3.9　不同内科医学部专家数量和诊室数量下等待时长的三维网格图和等值图

（a）三维网格图；（b）等值图

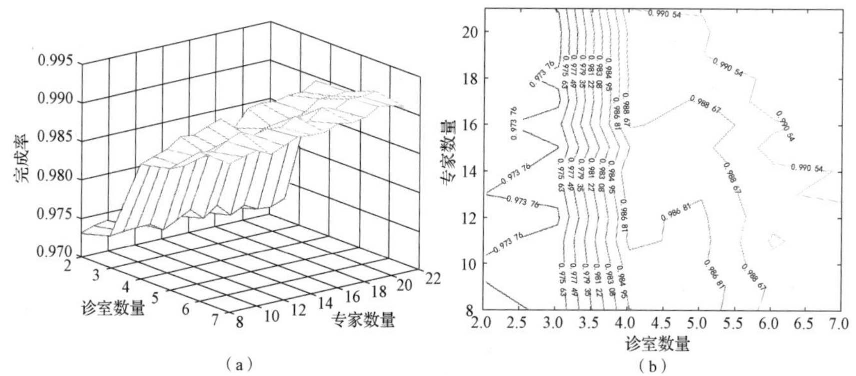

图 3.10　不同内科医学部专家数量和诊室数量下完成率的三维网格图和等值图

（a）三维网格图；（b）等值图

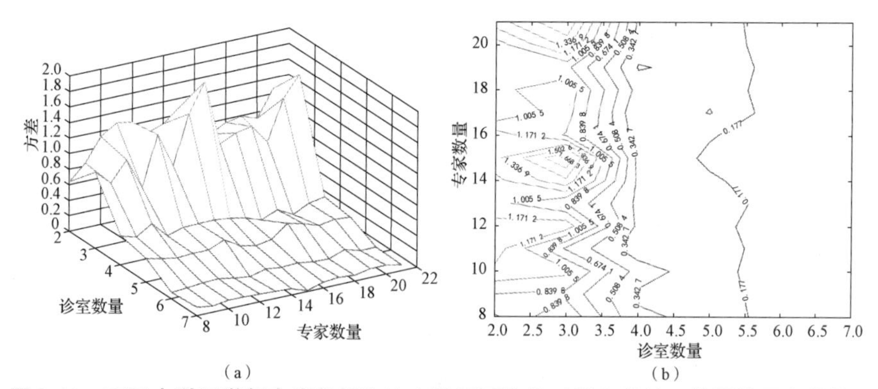

图 3.11　不同内科医学部专家数量和诊室数量下等待时长方差的三维网格图和等值图

（a）三维网格图；（b）等值图

②从等值线图的位置和密度的横切可以看出，在专家数量不变的情况下，当诊室数量在 2 ~ 3 和 4 ~ 7 的变化范围内时，诊室数量的变化对等待时长影响并不大；但是在 3 ~ 4 个诊室数量变化范围内时，诊室数量的变化对等待时长影响非常大。这意味着当系统分配的诊室数量少于 4 个时，远程会诊的队列太长，使得即使增加专家数量也难以取得明显改善。因此，首先应保证诊室的数量不低于 4 个。目前河南省远程医学中心的诊室数量已经足够。

③从等值线图的位置和密度的纵切可以看出，在诊室数量不变且少于 4 个时，专家数量的变化对等待时长几乎没有影响，再次证明了诊室数量对等待时长的重要性；当诊室数量不变且大于等于 4 个的时候，专家数量的变化对等待时长有轻微的影响。因此，在成本不会大幅增加的情况下，可以考虑增加 3 ~ 4 名内科医学部专家。

从图 3. 10 可以得出以下结论：

①完成率反映了系统的通过率，是体现系统性能的一个有效指标。从图中可以看出，内科医学部专家数量和远程会诊诊室数量同样会对系统的完成率有影响，但是在不同的数量范围内对完成率的影响不同。

②从等值线图的位置和密度的横切可以看出，在专家数量不变的情况下，诊室数量变化对完成率的影响与对等待时长的影响类似，也是在 2 ~ 3 个和 4 ~ 7 个的变化范围内，对完成率的影响不大，在 3 ~ 4 个的变化范围内对完成率的影响比较大，再次说明诊室的数量应保证不低于 4 个。

③从等值线图的位置和密度的纵切可以看出，在诊室数量不变，且在 3 ~ 4 个的变化范围内时，专家数量的变化对完成率几乎没有影响；当诊室数量不变且在 2 ~ 3 个和 4 ~ 7 个的变化范围内时，内科医学部专家的数量对完成率有一定的影响，且完成率比较不稳定，说明在此范围内通过增加专家数量的方式可以在一定程度上提升系统的性能。

从图 3. 11 可以得出以下结论：

①方差反映了等待时长的稳定性，过高的方差表现出系统不够稳定，会使远程医学中心工作人员在进行会诊申请调度时难以准确安排，产生较大的偏差。从图中可以看出内科医学部专家数量和远程会诊诊室数量都会对等待时长的方差有影响，但是在不同的数量范围内对方差的影响不同。

②从三维网格图和等值线图的位置以及密度可以看出，当诊室数量范

围在 2~4 个时，方差值较大，且很不稳定；当诊室数量范围在 4~7 个时，方差值较小且比较稳定，几乎没有变化。这说明当资源量比较少，特别是诊室数量少于 4 个时，会造成系统等待时长的不稳定，不利于远程医学中心工作人员的调度安排，也再次说明了诊室的数量应保证不低于 4 个。

总结以上的分析，可以得出以下结论：

①内科医学部专家的数量和诊室数量对系统的性能表现都会产生一定的影响，但是在不同的数量范围内对系统影响的大小也不尽相同。

②当诊室数量小于 4 个时，系统性能表现很差，即使增加专家的数量也难以弥补系统的低效。因此在当前的外部条件（会诊申请率、服务率等）下，远程医学中心应保证不少于 4 个诊室，调研的河南省远程医学中心数量足够，暂时不用增加诊室数量。

③专家数量的增加在诊室大于 4 个时，对系统性能有一定的促进作用，而增加专家数量带来的成本要远小于增加诊室带来的成本，因此远程医学中心可适当增加 3~4 名内科医学部专家来提高系统运行的效率。

诚然，系统的平均等待时长不只是与内科医学部的专家数量和诊室数量有关，本章只是在分析的时候选择了对系统影响最大的两个因素，同时控制其他变量，在此范围内，分析两者对系统的影响，调整专家和诊室资源配置使系统达到局部最优。但是其他变量的影响并不能忽视，如其他的 4 个医学部的专家的数量等，这也将是本书下一步研究的方向，探索所有的资源配置组合使系统在全局上达到最优的状态。

本章提出的基于离散事件仿真的远程会诊仿真模型与实际具有较好的贴合度。在我国范围内远程会诊模式基本成型，因此在新的医联体环境下只需要根据实际数据对参数进行调整，通过调试验证即可对新环境下的远程会诊排队系统进行模拟仿真，具有一定的普适性。

3.5 本章小结

随着国家积极引导远程医疗体系的建设，在未来一段时间内，全国各地远程医学中心的会诊量必将迅速增长，现有的远程会诊资源配置很可能不能满足日益增长的远程会诊需求。如何合理地对医疗资源进行配置，既能保障远程会诊的服务率，又不至于空置和浪费诊室、专家等优质资源，将成为医院管理中的一个重要的研究课题。本章在此研究背景下，提出了运用离散事件仿真来对远程会诊流程进行建模分析，使用核密度估计和反变换法得到远程会诊申请间隔时间和服务时间的随机变量，并根据数据得出模型的各项参数，使用 Simulink 进行建模仿真得出动态的等待时长的变化图，根据对内科医生数量和诊室数量的灵敏度分析，得出局部最优的资源配置组合。本章的研究避免了理论推导时不能更好贴近实际的桎梏，也避免了在求解相关数量指标时烦琐的运算，为远程医学中心优化资源配置、提高服务效率提供参考，提出可行性建议，具有一定的实际意义。通过以上研究，本章得出以下结论：

①远程会诊流程是一个比较复杂的排队网络系统，采用经典排队理论进行理论推导求解相关数量指标得出的公式非常繁复，计算量庞大，且不能很好地贴近实际，本书采用离散事件仿真模型很好地避免了这一问题。

②在实证研究中，以河南省远程医学中心 19 438 例远程会诊数据为驱动，根据远程会诊流程建立离散事件仿真模型，仿真得出的总平均排队时长与观测排队时长契合较好，证明模型具有研究价值。

③通过灵敏度分析得出内科医学部专家数量、诊室数量和排队时长之间互相的影响，并提出了诊室至少需要 4 个，内科医学部专家可以增加3 ~ 4 名的建议。

第 4 章　远程会诊调度策略问题

4.1　研究背景与动机

第 3 章根据远程会诊流程和历史数据，采用离散事件仿真对远程会诊资源配置进行了研究。在宏观层面，调度策略是对远程会诊的另一个重要优化问题。调度策略是基于远程会诊流程，对远程会诊申请病例进行调度安排的规则，比如在河南省远程医学中心当前的调度规则即为图 3.1 所示的两阶段调度规则。本章根据在河南省远程医学中心调研所提炼的科学问题，提出了一种新的调度策略。在新的调度策略下，远程会诊将遵循新的会诊流程。

当前，在医疗运营管理领域，相较于调度方案的大量研究，调度策略的研究比较少，是因为在热点研究的门诊和手术室调度领域，就医流程和调度规则经过几十年的理论探索和临床应用，都已经十分高效成熟，研究的空间已经不大。但是在新兴的远程医疗领域，运营调度的研究还处于起步阶段，还有很大的研究空间。设计一个高效的调度策略，可以在远程会诊运营调度中大幅提高运营效率，降低运营成本。

本章在第 4.2 节描述了新提出的调度策略的会诊流程，各参数设置均与第 3 章相同，并设计算法生成各医学部专家的空闲时间以及设计算法求解对各医学部专家进行预指派。在 4.3 节根据新提出的调度策略和相关参数建立了离散事件仿真模型，通过仿真得出在各项参数与原策略相同时新调度策略的平均等待时长，并与原策略的性能进行了对比，发现在现有资源配置下，新提出的调度策略性能更好。在 4.4 节研究了不同到达规模和换班时间下两种策略的性能表现。最后 4.5 节对本章研究内容与研究意义进行了总结。

4.2　问题描述与模型建立

4.2.1　专家预指派调度策略流程

本书在第 3 章图 3.1 中描述了河南省远程医学中心所采用的会诊流程，第 3 章根据现有的远程会诊流程所采用的调度策略称为两阶段调度策略（TSS 策略）。本章提出的新的调度策略称为专家预指派调度策略（PAE 策略）。这两种策略遵循不同的流程。

图 4.1 描述了 PAE 策略的会诊流程，图中实线代表基层医院医生流向，虚线代表上级医院专家流向。首先，远程医学中心的工作人员根据各科室专家的空闲时间提前安排专家到各个诊室，类似门诊坐诊。当基层医院医生申请远程会诊时，远程医学中心的工作人员会搜索各个诊室里是否有他们所需要的专家，如果有，他们将开始或者安排远程会诊；否则，他们将排队等候。与 TSS 策略相比，PAE 策略的排队阶段只有一个阶段，基层医院医生直接与已指派在诊室内的专家进行匹配。

此外，当两个专家轮换时，本章考虑会产生换班时间，用 ε 表示。该时间包括专家从门诊部或病房到远程会诊诊室的行进时间，远程医学中心工作人员在会诊开始前连接调试视频设备以及传输电子病历、医学影像等准备工作的时间。本章在 TSS 策略和 PAE 策略中都考虑了换班时间。

PAE 策略的会诊流程同样是一个排队网络，PAE 策略中的基层医院医生的会诊申请间隔时间与上级医院专家的会诊服务时间与 TSS 策略遵循相同的分布。因此 PAE 策略的到达过程与服务过程的处理与 TSS 策略相同。

4.2.2　参数设置

本章在 PAE 策略下医学部的数量、各医学部专家的数量以及基层医院医生申请各科室的概率等设置均与第 3 章 TSS 策略的设置（如表 3.2 所示）相同。此外，本章两种策略都考虑了各医学部专家的空闲时间，专家仅在自己的空闲时间接受远程会诊申请并提供服务。由于缺少每个专家的

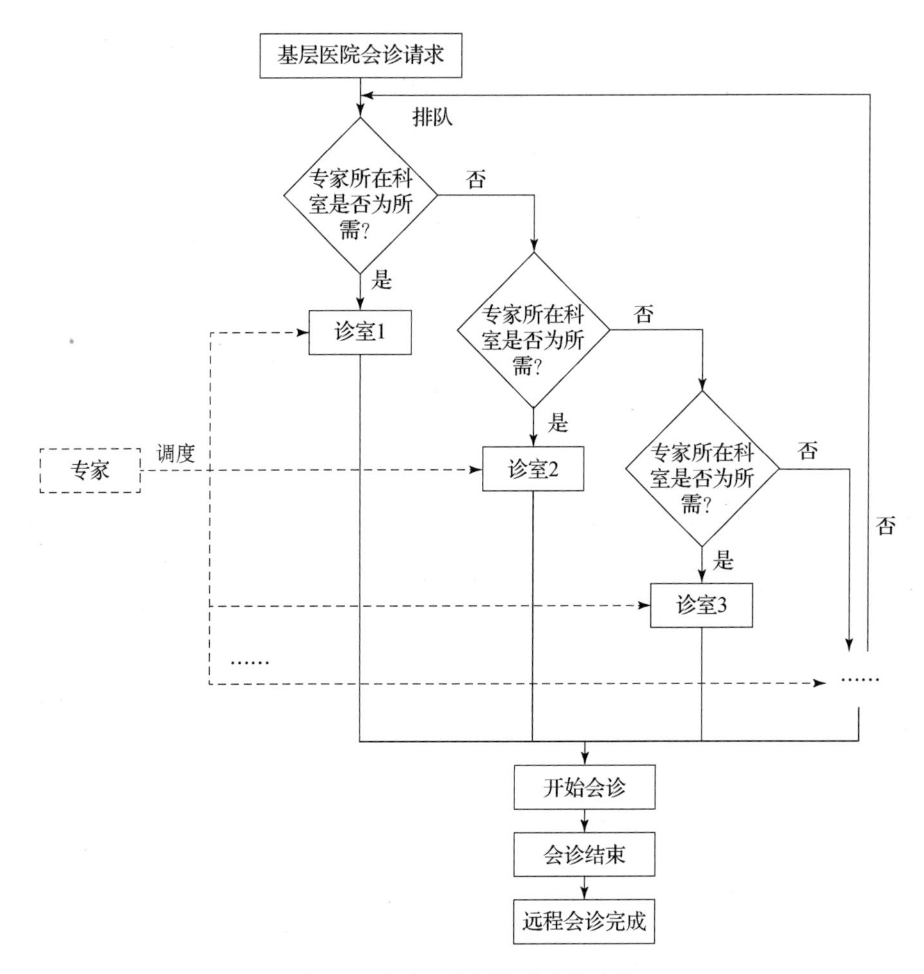

图 4.1　专家预指派策略会诊流程

空闲时间信息，专家的空闲时间也不会一成不变，而是会随着工作和休息时间的变动而变化。因此，本书设计了算法 1（表 4.1），从程序中生成每个专家每天的空闲时间。每天的工作时间分为 6 个工作时间段，即上午 9:00—10:00、10:00—11:00、11:00—12:00，下午 15:00—16:00、16:00—17:00、17:00—18:00，且上午或下午的空闲时间均为连续时间。该算法保证每个专家在每个工作时间段空闲的概率为 50%。

表 4.1　算法 1

算法 1：专家空闲时间生成算法

输入：各个医学部，a 代表内科医学部，b 代表外科医学部，c 代表妇儿医学部，d 代表综合医学部，e 代表医技医学部

输出：各专家空闲时间的开始时间与结束时间

1 **for** k = ‘a’ **to** ‘e’ **do**
2 　**for** $i = 1$ **to** n **do**
3 　　随机生成 $\alpha \in \{9,10,11\}$，$\beta \in \{9,10,11,12\}$
4 　　**if** $\beta > \alpha$ **then**
5 　　　$k_i^{ams} = \alpha$，$k_i^{ame} = \beta$
6 　　**else**
7 　　　$k_i^{ams} = 0$，$k_i^{ame} = 0$
8 　　**end**
9 　　随机生成 $\gamma \in \{15,16,17\}$，$\delta \in \{15,16,17,18\}$
10 　　**if** $\delta > \gamma$ **then**
11 　　　$k_i^{pms} = \gamma$，$k_i^{pme} = \delta$
12 　　**else**
13 　　　$k_i^{pms} = 0$，$k_i^{pme} = 0$
14 　　**end**
15 　　$i = i + 1$
16 　**end**
17 　$k = k + 1$
18 **end**

假设内科医学部有 5 位专家，则可生成如表 4.2 所示的内科医学部专家空闲时间表。

表中 a 表示内科医学部，a1 表示内科医学部的第一个专家。a1 行表示内科医学部 a1 专家的空闲时间为上午 9:00—12:00、下午 16:00—18:00；a2 行表示内科医学部 a2 专家全天没有空闲时间，依此类推。

表 4.2　内科医学部专家空闲时间示例

内科专家	上午		下午	
	开始时间	结束时间	开始时间	结束时间
a1	9	12	16	18
a2	0	0	0	0
a3	11	12	0	0
a4	0	0	17	18
a5	10	12	15	17

在 PAE 策略中，专家根据他们各自的空闲时间被提前指派进诊室。本章已经模拟出每个专家的空闲时间表，因此可以根据此表和一些规则来调度专家。在此基础上，本章提出一个 0－1 整数规划模型来安排专家。

（1）集合

$\mathscr{N}=\{1,2,\cdots,N\}$ 医学部集合，表示系统中有 N 个医学部，元素 $n\in\mathscr{N}$；

$\mathscr{M}=\{1,2,\cdots,M\}$ 诊室集合，表示系统中有 M 个诊室，元素 $m\in\mathscr{M}$；

$\mathscr{K}=\{K_1,K_2,\cdots,K_N\}$ 各医学部包含专家数量的集合；

$\mathscr{K}_n=\{1,2,\cdots,K_n\}$ 各医学部专家集合，表示医学部 n 中包含 K_n 个专家，元素 $k_n\in\mathscr{K}_n$；

$\mathscr{T}=\{1,2,\cdots,T\}$ 时间段集合，表示每天共有 T 个时间段，元素 $t\in\mathscr{T}$。

（2）决策变量

s_{nmk_nt} 专家调度方案矩阵，表示将第 n 个医学部的第 k_n 位专家分配到第 t 个小时的第 m 个诊室中去；否则，$\boldsymbol{s}_{nmkt}=0$。

（3）状态变量

$l_{nk_nt}\in\{0,1\}$ 表示第 n 个医学部的第 k_n 位专家在第 t 个时间段内有空闲时间（$l_{nk_nt}=1$）；否则，为 0。

根据上述符号说明，可建立 0－1 整数规划模型：

$$\max_{s}\sum_{n\in\mathscr{N}}\sum_{m\in\mathscr{M}}\sum_{k_n\in\mathscr{K}_n}\sum_{t\in\mathscr{T}}s_{nmk_nt} \tag{4.1}$$

s. t.

$$\sum_{n\in\mathscr{N}}\sum_{m\in\mathscr{M}}\sum_{k_n\in\mathscr{K}_n}s_{nmk_nt}\leqslant\sum_{n\in\mathscr{N}}\sum_{k_n\in\mathscr{K}_n}l_{nk_nt},\ \forall t\in\mathscr{T} \tag{4.1a}$$

$$\sum_{n\in\mathscr{N}}\sum_{m\in\mathscr{M}}\sum_{k_n\in\mathscr{K}_n}s_{nmk_nt}\leqslant M,\ \forall t\in\mathscr{T} \tag{4.1b}$$

$$\sum_{n \in \mathscr{N}} \sum_{m \in \mathscr{M}} \sum_{t \in \mathscr{T}} s_{nmk_n t} \leqslant T, \forall m \in \mathscr{M} \tag{4.1c}$$

$$s_{ijk_it} = s_{nmk_nt} \cdot l_{nk_nt} \cdot l_{ik_it}, \exists n \in \mathscr{N}, \exists i \in \mathscr{N} \backslash n,$$
$$\exists m \in \mathscr{M}, \exists j \in \mathscr{M} \backslash m, \exists k_n \in \mathscr{K}_n, \exists k_i \in \mathscr{K}_i, \forall t \in \mathscr{T} \tag{4.1d}$$

$$(s_{nmk_pt}+1)(s_{nmk_nt}+2)-3 = \frac{1}{2}\sum_{i=t}^{T-1}\left(\prod_{a=t}^{i+1} l_{nk_pa} - \prod_{b=t}^{i+1} l_{nk_nb}\right)+\frac{1}{2}, \tag{4.1e}$$
$$\exists n \in \mathscr{N}, \exists k_n \in \mathscr{K}_n, \exists k_p \in \mathscr{K}_p, \forall m \in \mathscr{M}, \forall t \in \mathscr{T}$$

$$l_{nk_nt} \in \{0,1\} \tag{4.1f}$$

$$s_{nmk_mt} \in \{0,1\} \tag{4.1g}$$

目标函数（4.1）表示最大化指派到各时间段诊室中参与远程会诊的专家数量。约束（4.1a）表示在每个时间段中，指派的所有专家的数量不大于所有存在空闲时间的专家的数量。约束（4.1b）表示每个时间段中，指派的所有的专家的数量不大于诊室的数量。约束（4.1c）表示在每个诊室中，一天内指派的所有的专家的数量不大于一天内的时间段的数量。约束（4.1d）表示在每个时间段中，在某个诊室已经指派了某医学部的某位专家的情况下，在安排其他诊室时，如果已经指派过的医学部和其他医学部都有空闲专家，则选择指派其他医学部的专家进入这个诊室。该调度规则保证了在每个时间段内存在最大化的医学部种类，以免出现某医学部专家指派过剩，同时其他医学部专家又紧缺的情况。约束（4.1e）表示在每个时间段中，某个诊室需要指派某个医学部的专家时，如果该医学部有多位空闲的专家，则选择空闲时间最长的专家。该调度规则保证了在每个诊室中，都尽可能地减少专家换班。因为每次换班都会出现额外的换班时间，使调度的效率降低。约束（4.1f）和约束（4.1g）限制了决策变量 s_{nmknt} 和状态变量 l_{nknt} 为二元变量。

可以发现该模型决策变量的维数很高，精确求解每个医学部的每位专家在每个时段的每个诊室是否指派难度很大。此外模型的约束非线性，为约束转化和模型求解增加了困难。由于决策变量的结果中大量的都是0，因此只需要优先求解出值为1的解，即可得到调度方案。基于这一思想，本书设计了一个启发式算法2（表4.3）来对问题进行求解。为了与TSS策略的参数保持一致，令 $N=5$，$M=4$，$\mathscr{K}=\{15,12,5,3,3\}$，$T=6$，每位专家的空闲时间与TSS策略相同。

表 4.3 算法 2

算法 2：**PAE** 策略下的专家预指派算法

输入：$\mathscr{N}$，$\mathscr{M}$，$\mathscr{K}_n$，$\mathscr{T}$，l_{nknt}

输出：s_{nmknt}

1 令 $t = 1$
2 **while** t < T **do**
3 　记录该时间段空闲诊室为 $\boldsymbol{avm}$，各科室空闲专家状态 l_{nknt}
4 　**for** $m = 1$ **to** M **do**
5 　　**if** 诊室 $m \in \boldsymbol{avm}$ **then**
6 　　　**else if** 存在医学部有空闲专家，$l_{iknt} = 1$，$\exists i \in \mathscr{N}$，$\exists k_n \in \mathscr{K}_n$ **then**
7 　　　　**else if** $s_{nm-1knt} = 1$ **then**
8 　　　　　**else if** $l_{nknt} = 1$ 且 $l_{iknt} = 1$，$\exists n \in \mathscr{N}$，$\exists i \in \mathscr{N} \setminus n$，$\exists k_n \in \mathscr{K}_n$ **then**
9 　　　　　　$s_{ijknt} = 1$，$\exists i \in \mathscr{N} \setminus n$，$\exists k_n \in \mathscr{K}_n$，$\exists j \in \mathscr{M} \setminus m$
10 　　　　　**else**
11 　　　　　　$s_{nmknt} = 1$，$\exists n \in \mathscr{N}$，$\exists k_n \in \mathscr{K}_n$
12 　　　　　**end**
13 　　　　**else**
14 　　　　　$s_{imknt} = 1$，$\exists i \in \mathscr{N}$
15 　　　　**end**
16 　　　**else**
17 　　　　$s_{nmknt} = 0$，$\forall n \in \mathscr{N}$，$\forall k_n \in \mathscr{K}_n$
18 　　　**end**
19 　　**end**
20 　　**if** $t < T$ 且 $l_{pknt+1} = 1$ 且 $l_{nknt+1} = 1$，$\exists n \in \mathscr{N}$，$\exists p \in \mathscr{N}$，$\exists k_n \in \mathscr{K}_n$ **then**
21 　　　$s_{nmknt+1} = 1$
22 　　**end**
23 　　$m = m + 1$
24 　**end**
25 　$t = t + 1$
26 **end**

同样地，a，b，c，d，e 分别代表内科医学部、外科医学部、妇儿医学部、综合医学部和医技医学部，右侧的数字 n 代表该医学部的第 n 位专家。通过算法2可以得到专家某会诊日的调度表，如表4.4所示。

表4.4　某会诊日专家调度示例

出诊时间	诊室1	诊室2	诊室3	诊室4
9:00－10:00	'a12'	'b1'	'c1'	'e2'
10:00－11:00	'a12'	'b1'	'c1'	'e2'
11:00－12:00	'a3'	'b1'	'b7'	'e2'
15:00－16:00	'a5'	'b7'	'c5'	'e1'
16:00－17:00	'a5'	'b7'	'c5'	'd2'
17:00－18:00	'a1'	'b3'	'c5'	'c1'

4.3　仿真与对比

通过在河南省远程医学中心的调研验证，本章确保两种策略的流程符合实践，并在第3章已通过对比验证确保了TSS策略的模拟值和观察值合理匹配。为便于与TSS策略相对比，本章控制变量，保持同第3章的计算机运行环境相同，且除流程外采用相同的参数设置和专家空闲时间表。PAE策略下的仿真系统如附录E所示。

PAE策略仿真总系统分为3个阶段。第1阶段为输入阶段，对应远程会诊申请阶段，该阶段与TSS策略的输入阶段相同，采用同样的拟合分布和生成方式，并记录下总生成数。“Start Timer”模块在此时开始记录该病人进入系统所经历的时间。系统的工作时间同样由“Enabled Gate”模块所控制，并由“Digital Clock”模块记录系统内的时间。

第2阶段为会诊阶段。“Output Switch”模块将所有生成的病人按照其所需的医学部分为5个支流。“Random Source”模块生成0－1的随机数，“MATLAB Function”内嵌函数按照表3.1中各医学部的比例控制病人流向5个支流的比例。每个支流流向其对应的医学部的队列，即“FIFO Queue”模块（已重命名为“内科”等），再由“Enabled Gate”模块控制其是否进入下一步分配。“From Workspace”模块表示将S01、S02、S03和S04四个数组从 MATLAB 工作区引入到仿真系统中，S01、S02、S03 和 S04 为通过算法 2 生成的专家排班安排，即诊室 1~4 中每个工作时间安排的专家的情况。此处时间门的控制器表示如果此时四个诊室中有该医学部的专家排班，则时间门打开，病人进入下一模块；如果没有，则时间门关闭，病人进行排队等待。接下来的“Output Switch”模块将病人分为 4 个支流，对应 4 个诊室，该模块同样由 S01、S02、S03 和 S04 所控制。“MATLAB Function”内嵌函数识别在当前时段该医学部专家在哪一个诊室中，并控制“Output Switch”模块将病人分流到该诊室对应的支流中。病人经过“Path Combiner”模块到达“Single Server”模块（已重命名为“诊室 1”等），表示开始进行远程会诊服务，服务时间与 PAE 策略采用相同的拟合分布和封装方式，接入到服务器中，之后由“Read Timer”模块记录每个诊室的病人所经历的时间，并进行加和求平均。

第 3 阶段为输出阶段。由于在本章中新增考虑了专家换班时间，因此需要在总时间内加上所有专家的换班时间。因为专家换班发生在两个工作时间段之间且只存在于两个工作时间段安排的医学部专家不同之时，因此只需记录每个诊室中相邻的工作时间段存在不同医学部专家的数量即可得出每天所有的换班时间。将总换班时间与等待时长加和后即可得到最终的 PAE 策略下平均等待时长。

在对比仿真中，本章将通过到达过程产生的远程会诊申请复制为两份，并同时流向 TSS 策略和 PAE 策略的流程，仿真运行 100 次，每次运行 8 640 个仿真时间，相当于模拟一年的工作时长，观察并记录在两种策略下系统的性能。其中一次仿真动态对比图如图 4.2 所示。两种策略的性能比较如表 4.5 所示。

通过表 4.5 可以直观看出，在当前的参数设置即远程会诊资源配置下，新提出的 PAE 策略的性能表现优于原有的 TSS 策略的性能表现。尽管如此，仍然需要通过检验确认两种策略的平均等待时长是否存在差异。首先，使用 Kolmogorov - Smirnov 检验来检验两种策略的等待时长是否服从正态分布，结果表明两种策略的等待时长均服从正态分布（$p_S > 0.05$，$p_P > 0.05$）。然后对两种策略的等待时长进行配对样本 T 检验，检验结果拒绝了原假设（$p < 0.01$），由此可以得出结论：PAE 策略的等待时长确实低于 TSS 策略的等待时长。

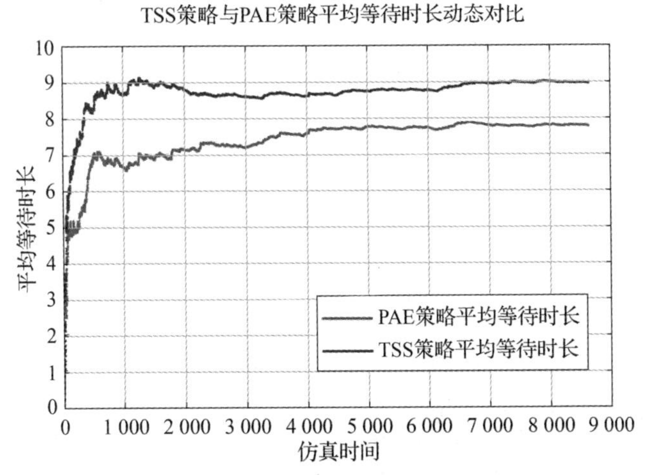

图 4.2　两种调度策略动态平均等待时长对比

表 4.5　TSS 策略与 PAE 策略性能对比

结果	TSS 策略	PAE 策略
平均等待时长/h	8.918 0	7.737 5
等待时长方差	0.511	0.597
平均完成例数	22 114	22 121

从表 4.5 可以看出，在当前的参数设置下，从平均等待时长和平均完成例数来看，PAE 策略的系统效率高于 TSS 策略；从等待时长和方差来看，PAE 策略的系统稳定性也略高于 TSS 策略。

4.4　灵敏度分析

接下来，本章讨论当某些因素发生变化时，这两种策略对系统的影响。如果选择观察所有的因素对系统的影响，结果的维数将非常高，计算量会随着维数的增加呈指数式增长。因此，同第 3 章的思路相同，本章选择两种因素进行观察。在影响远程会诊系统运营效率的各种因素中，可从远程医学中心管理者的角度将其分为内部因素和外部因素。内部因素是指远程医学中心管理者相对容易控制的因素（包括专家换班时间、远程会诊诊室数量、PAE 策略的专家指派规则、排队规则等）；外部因素是指管理者相对难以控制的因素（包括专家的空闲时间、各医学部专家人数、服务时间等受上级医院专家影响的因素和远程会诊申请到达率等受基层医院影响的因素）。从内部因素来看：①远程会诊诊室的建设成本非常高。因为除去诊室的装修成本，诊室内还需要大量的现代通信视频设备和医疗设备，这些设备都很昂贵，在平均到达率没有明显变化的情况下，管理者不会考虑改变现有的诊室数量。②本章已经设计了一个可行的专家排班调度规则。③在不考虑急诊的情况下，FCFS 规则是最公平的排队规则。④在专家的换班时间上，管理者有能力通过一些手段改变换班时间。从外部因素来看：①上级医院各医学部专家数量已经在第 3 章进行过讨论，同样是因为受维数影响，本章只分析了内科医学部专家的数量对系统的影响，同样难以同时进行分析；②上级医院专家的空闲时间和服务时间受专家个人影响，作为远程医学中心管理者比较难以改变；③基层医院医生会诊申请的到达率虽然作为管理者难以控制或改变，但是申请到达率会因季节、节假日等原因变得不稳定。因此，综上分析，本章选择观察分析专家换班时间和会诊申请到达率的变化对系统性能的影响。

由于需要分析不同的到达率对系统性能的影响，因此将到达过程当作泊松过程进行分析，即每小时到达 $1/\lambda$ 例远程会诊申请[174]。换班时间 ε 选择 1/4 小时和 1/6 小时。两种策略的仿真模型以不同的到达率运行 50 次，仿真时间设定为预热后一个月，即 480 个仿真时间。分析包括两种策略下不同的换班时间和到达率对平均等待时长、平均完成例数和平均等待时长方差的影响。结果如图 4.3 和图 4.4 所示，详细结果见附录 F。

通过图 4.3 中平均等待时长的比较可以看出：①在换班时间为1/4小时、到达率小于 0.06（每小时申请例数大于 1/0.06 例，下同）的情况下，PAE 策略的性能优于 TSS 策略；而当到达率大于 0.15 时，TSS 策略的性能优于 PAE 策略。②在换班时间为 1/6 小时的情况下，TSS 策略的性能优于 PAE 策略。③在相同策略下，换班时间的减少对 PAE 策略的影响不大，但是它却大大提升了 TSS 策略的性能。可以分析产生这些现象的原因为：①在远程会诊申请量比较大的情况下，TSS 策略会产生比 PAE 策略更多的专家换班时间。因为在 TSS 策略下，每完成一例远程会诊，都需要进行专

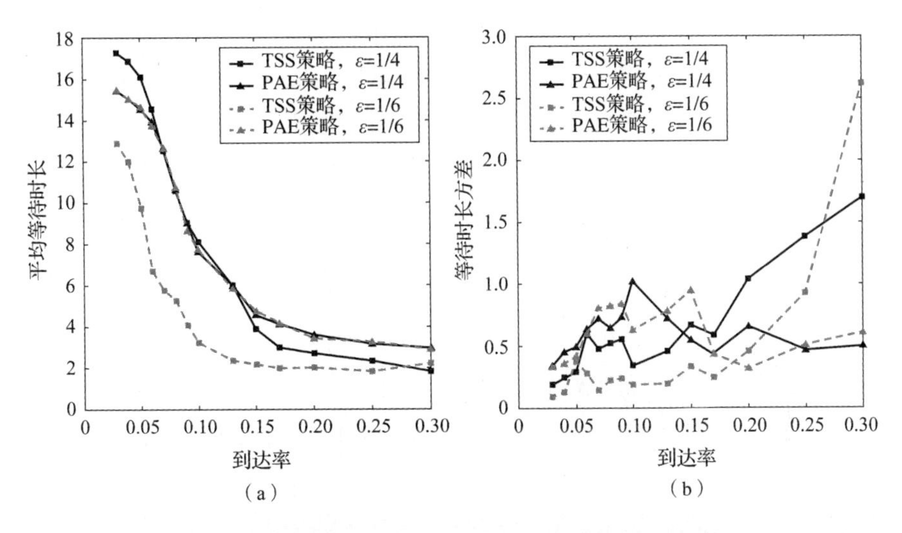

图 4.3　不同到达规模和换班时间下两种策略的平均等待时长和等待时长方差对比

(a) 不同到达规模和换班时间下两种策略的平均等待时长对比；

(b) 不同到达规模和换班时间下两种策略的等待时长方差对比

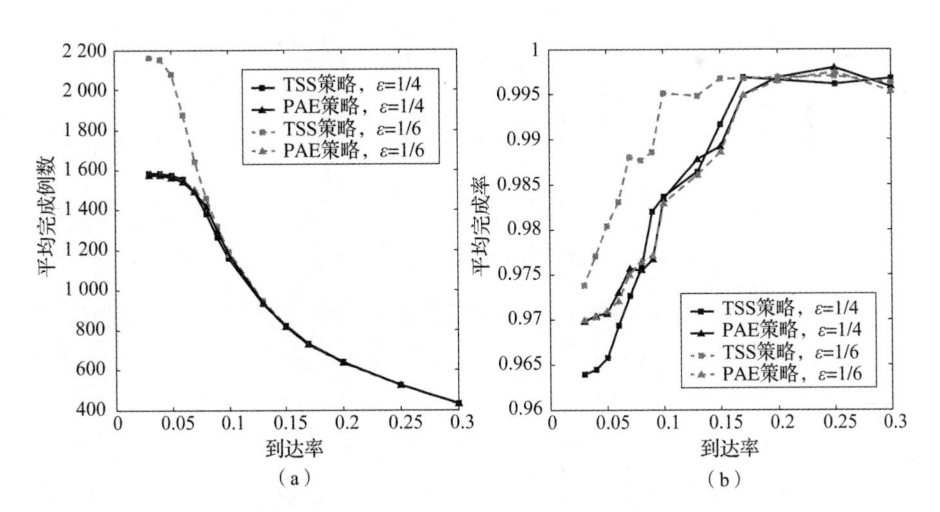

图 4.4　不同到达规模和换班时间下两种策略的平均完成例数和平均完成率对比

(a) 不同到达规模和换班时间下两种策略的平均完成例数对比；

(b) 不同到达规模和换班时间下两种策略的平均完成率对比

家的换班，当换班次数积累很多时，就会对 TSS 策略产生较大影响。相应地，如果减少了专家换班时间，就可以提升 TSS 策略的性能。②在远程会诊申请量较少的情况下，无论换班时间是多少，TSS 策略的性能总是优于 PAE 策略，是因为在 PAE 策略下专家的流动性较低，不满足当前诊室内医学部专家的会诊请求将会一直等待，直到专家按照提前给出的调度安排进行换班。如图 4.5 所示，假设仅有一个诊室，在 PAE 策略下的排班为：9:00—10:00 内科医学部专家，10:00—11:00 外科医学部专家。在 9:00 时有一例远程会诊申请，请求为内科医学部专家，此时，选择 TSS 策略和选择 PAE 策略的效果是相同的。在此例完成之后的 9:30 时，又有一例远程会诊申请，此例请求为外科医学部专家，此时，TSS 策略下经过换班时间 ε 的短暂等待，即可进行外科医学部的远程会诊；而在 PAE 策略下，由于此时是内科医学部专家坐班，需要等待到 10:00 方可进行外科医学部的会诊。因此，在这种情况下，TSS 策略要优于 PAE 策略。

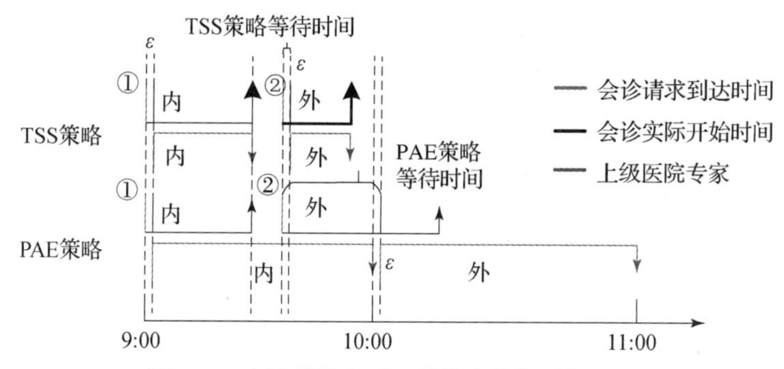

图 4.5　申请量较少时两种策略等待时长示意

图 4.3 中等待时长的方差比较表明，随着远程会诊申请量的增加，等待时长方差趋于变小，即申请量越大，等待时长越稳定。

从图 4.4 中的平均完成例数和平均完成率的比较可以看出，当申请量较少时，两种策略在两个换班时间下的表现几乎没有差异，但是当申请量较大时，1/6 小时换班时间下的 TSS 策略比 PAE 策略以及 1/4 小时换班时间下的两种策略都能明显地接纳更多例的远程会诊病例。同样地，1/6 小时换班时间下的 TSS 策略的完成率也优于其他三种情况。

由以上分析可得：①在当前资源配置不变的情况下，当到达率小于 0.06 时，远程医学中心管理者应选择 PAE 策略来调度远程会诊申请；当到达率大于 0.15 时，管理者应选择 TSS 策略。②在换班时间为 1/6 小时的情况下，管理者应选择 TSS 策略。③换班时间对远程会诊申请的平均等待时长、平均完成例数和平均完成率有显著影响。因此，管理者如果想更大程度地提高远程会诊运营效率，应尽可能减少换班时间，比如为上级医院专家提供专用电梯以节省到达路程所花费的时间、培训远程医学中心工作人员以更快更熟练地完成视频对接和医学影像传输设备的调试，等等。

4.5　本章小结

本章的研究同样也存在一些局限性。首先，河南省远程医学中心数据中的会诊开始时间和会诊结束时间由远程医学中心工作人员手工记录，因此会与实际情况产生一些偏差。目前正在收集更新更可靠的数据，同时研究更合适的数据处理方法。其次，在 PAE 策略中，在短时间内各医学部需求未知的情况下，算法 2 预先安排的专家调度可能不是最优的调度，在接下来的研究中可以尝试多种启发式算法来进行求解。最后，在灵敏度分析中，探讨一些因素的变化对系统的影响时，为了降低影响因素的维度，本章只选取了两个因素。在接下来的研究中，可以进一步研究其他因素对系统性能的影响，比如远程会诊诊室的数量、各医学部专家的数量等。本章的模型可以很便捷地进行修改和扩展，以评估系统在其他条件下的性能表现。

本章的研究是验证性的，也是探索性的。本章根据新提出的 PAE 策略的会诊流程和参数设定，建立了离散事件仿真模型。与相同参数设置下的 TSS 策略对比了系统的性能。在接下来的灵敏度分析中探讨了在不同到达规模和换班时间下该选择何种调度策略，为远程医学中心工作人员提供了决策支持。

第 5 章　远程会诊预约调度问题

5.1　研究背景与动机

第 3 章和第 4 章从宏观层面对远程会诊调度优化问题进行了研究，本章则从微观层面对远程会诊的预约调度问题进行研究。在前两章中，讨论的是实时调度，即每收到一例远程会诊申请，远程医学中心工作人员立即进行处理。但是受限于工作人员的数量和工作强度，很多时候无法实现实时调度，基层医院的医生需要提前在平台系统上进行预约，工作人员在一定的时刻对之前的预约统一进行调度安排。这种模式类似门诊预约调度，因此可以借鉴门诊预约调度的研究方法。为了便于下文描述，本章将模型中的基层医院的医生称为“患者”或“病人”，基层医院医生申请远程会诊可以看作患者就诊。此外，本章讨论的等待时长为线上等待时长，即会诊当天到达时间与实际会诊开始时间之间的等待时长。

本章重点研究了远程会诊过程中的多种不确定性，不确定因素是影响远程会诊预约调度优化的重要因素。不确定因素从环境角度一般分为三类：到达过程的不确定性（包括患者不守时、爽约等）[150,175,176]、服务时间的不确定性和医生行为的不确定性（包括医生到达不守时、诊疗中断等）。本章同时考虑了这三类不确定性，其中到达过程的不确定性包括患者的爽约行为，医生行为的不确定性包括上级医院专家到达不守时行为。本章采用了针对不确定性问题常用的随机规划方法对问题进行建模求解。

本章主要考虑了两种情况下单诊室随机服务时间远程会诊预约调度问

题，不同的是：第一种情况考虑了患者的爽约行为，以及在决策中考虑了排序与不排序两种方式；第二种情况考虑了上级医院医生到达不守时的行为。远程医学中心的工作人员针对远程会诊预约调度问题需要做出的决策是：①决定患者的服务顺序，或者称为患者排程；②在给定患者排序的前提下，再决定分配给各个患者的服务时长，或者称为患者调度。与确定的患者服务时间的预约调度不同，患者服务时间的随机性会导致决策者难以获得准确的患者服务完成时间，从而使患者的等待时长和诊室的空闲时长与加班时长也成为随机变量。本章在考虑患者随机服务时间的基础上，结合不同患者的行为特征和上级医院专家的到达不确定性，对异质的远程会诊申请进行预约调度与排序方案优化，以期最小化未分配惩罚成本、患者等待时间成本、诊室空闲成本和加班成本之和，提高远程会诊效率和远程会诊服务质量。

本章在 5.2 节研究了随机服务时间下的远程会诊预约调度问题，以最小化未分配惩罚成本、患者等待时间成本、诊室空闲成本和加班成本之和为目标，考虑患者爽约行为、随机服务时间和患者的异质性，决策分配给每位患者的服务时长，并讨论了考虑排序和不考虑排序两种模型。在考虑排序的模型中，设计了算法以及启发式算法进行求解，并在数值分析中进行了对比。在 5.3 节研究了考虑专家到达不守时的远程会诊预约调度优化问题，针对上级医院专家到达不守时形成的 6 种情形，建立两阶段随机规划模型，运用 Benders 分解算法进行求解并进行了数值分析。最后在 5.4 节给出了结论并讨论了现实意义。

5.2　随机服务时间下的远程会诊预约调度

本节针对基层医院远程会诊申请的爽约和服务时间的不确定性，以最小化未分配惩罚成本、基层医院会诊申请等待成本、诊室空闲成本和超时成本为目标，以分配远程会诊申请例数和为每例申请分配的服务时长为决策，建立考虑排序和不考虑排序两种基于两阶段随机规划的远程会诊预约调度模型。

5.2.1 不考虑排序的调度方案

5.2.1.1 问题描述与符号规定

本节研究河南省远程医学中心为其所在的医联体内的基层医院的远程会诊申请进行调度的场景。远程医学中心远程会诊预约流程如图 5.1 所示。

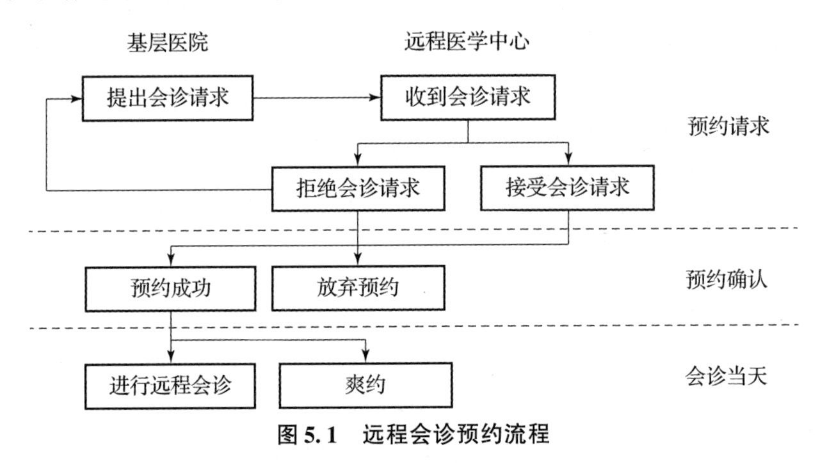

图 5.1 远程会诊预约流程

记每个调度周期为 T，基层医院医生在 $T-1$ 至 T 之间通过远程会诊平台提出远程会诊请求，同时提出会诊所需医学部专家的请求。远程医学中心工作人员需要在 T 之前的某个时刻为 $T-1$ 至 T 时间段内的远程会诊预约申请进行调度，按照 FCFS 的服务规则，安排每一例申请的基层医院医生需要在何时与其所需科室的专家开始会诊。假设仅对一个诊室进行安排，上级医院专家资源充足，每次会诊的会诊时间相互独立，已预约的会诊在会诊当天可能存在爽约行为。符号说明如下所示。

集合：

$\mathscr{I}=\{1,2,\cdots,I\}$　患者集合，表示共有 I 个患者，元素 $i\in\mathscr{I}$；

$\mathscr{N}=\{1,2,\cdots,N\}$　医学部集合，表示共有 N 个医学部，元素 $n\in\mathscr{N}$。

随机变量：

$\boldsymbol{q}(\omega)$　患者爽约指示变量，患者准时到达为 1，爽约为 0；

$\boldsymbol{\xi}(\omega)$　随机服务时间。

参数：

ω　随机服务时间和爽约的情景；

D　调度周期内诊室开放的时长；

π_i　患者 i 爽约的概率；

$\theta_n(i)$　选择申请医学部 n 的患者 i 的最低保障服务时长；

δ_n　患者 i 申请医学部 n 的概率；

h_{ni}　患者 i 是（1）否（0）申请医学部 n；

c_i^w　患者 i 等待成本系数；

c^o　诊室超时成本系数；

c^s　诊室空闲成本系数；

c_i^p　患者 i 未被分配的惩罚成本系数。

决策变量：

$\boldsymbol{x}$　每个患者是否被安排进诊室；

$\boldsymbol{a}$　每个患者被分配的预约时长；

$w(\omega)$　患者的等待时长；

$s(\omega)$　诊室空闲时长；

$O(\omega)$　诊室超时时长。

根据远程会诊预约调度问题的特点，现做如下设定：

①基层医院医生申请不同的医学部可看作异质患者，在远程医学中心工作人员分配时每一例申请的异质性已知；

②每例申请的随机服务时间及爽约行为的发生相互独立；

③远程会诊服务不会被打断；

④基层医院会按照安排的预约时间准时上线准备远程会诊，不考虑迟到、提前的情况。

5.2.1.2　模型建立

根据模型参数设定，不考虑排序的远程会诊调度问题可表示为以下两阶段随机规划问题。

第一阶段：

$$\min \sum_{i \in \mathscr{I}} c_i^p (1 - x_i) + \mathbb{E}_{\xi}[Q(\boldsymbol{x}, \boldsymbol{a}, \boldsymbol{\xi})] \tag{5.1}$$

s. t.

$$\sum_{n \in \mathscr{N}} \sum_{i \in \mathscr{I}} x_i h_{ni} \theta_n(i) \leqslant D \tag{5.1a}$$

$$a_i \leqslant Mx_i, \quad \forall i \in \mathscr{I} \tag{5.1b}$$

$$\sum_{i \in \mathscr{I}} a_i = D \tag{5.1c}$$

$$a_i \geqslant x_i \theta_n(i), \quad \forall i \in \mathscr{I} \tag{5.1d}$$

$$a_i \geqslant 0, \quad \forall i \in \mathscr{I} \tag{5.1e}$$

$$x_i \in \{0,1\}, \quad \forall i \in \mathscr{I} \tag{5.1f}$$

第一阶段随机规划问题（5.1）需要做出的决策是决定是否为每一位患者分配预约会诊时长以及为每一位患者分配多少时长。目标函数表示最小化未分配的惩罚成本与第二阶段期望成本之和。为了保障服务质量，模型对每例会诊的最低会诊时长进行限制，进而限制了周期内的会诊例数，即约束（5.1a）。但是如果拒绝一位患者就会造成远程医学中心和上级专家医生收益的损失。约束（5.1b）表示如果对患者 i 选择不分配，则对应的分配时长为0。其中大 M 表示一个极大的正数。约束（5.1c）表示所有会诊的预约时长之和等于周期内诊室正常开放的时长。约束（5.1d）表示对患者 i 选择分配的情况下，分配的预约时长 a_i 需要大于等于限定的最低服务时长。约束（5.1e）表示分配时长为非负数。约束（5.1f）表示 x_i 是二元变量，0 表示决策不分配患者 i，1 表示分配。

第二阶段：

$$Q(\boldsymbol{x},\boldsymbol{a},\boldsymbol{\xi}) = \min_{\boldsymbol{w},\boldsymbol{s}} \sum_{i=1}^{I} c_i^w x_i q_i(\omega) w_i(\omega) + c^o O(\omega) + \sum_{i=1}^{I} c^s s_i(\omega) \tag{5.2}$$

s. t.

$$s_i(\omega) = (a_i - x_i q_i(\omega)\xi(\omega) - w_{i-1}(\omega))^+, \quad \forall i \in \mathscr{I}, \ \forall \omega \tag{5.2a}$$

$$w_{i+1}(\omega) = (w_i(\omega) + x_i q_i(\omega)\xi(\omega) - a_i)^+, \quad \forall i \in \mathscr{I}, \ \forall \omega \tag{5.2b}$$

$$O(\omega) = w_I(\omega), \quad \forall \omega \tag{5.2c}$$

$$w_1(\omega) = 0, \quad \forall \omega \tag{5.2d}$$

$$w_i(\omega), \ s_i(\omega) \geqslant 0, \quad \forall i \in \mathscr{I}, \ \forall \omega \tag{5.2e}$$

第二阶段问题（5.2）的决策是每一位患者的等待时长和诊室空闲时长。目标函数表示最小化每一位患者的等待成本、诊室空闲成本和诊室超时成本之和的期望。约束（5.2a）和约束（5.2b）描述了每位患者的等待时长和诊室的空闲时长之间的关系。当患者 i 在会诊当天按照预约时间准时在线的时候，存在三种可能：上一例会诊还未结束造成在线等待，或者上一例会诊早已结束造成诊室空闲了一段时间，或者上一例会诊刚好结束。对这三种情形的描述如图 5.2 所示。

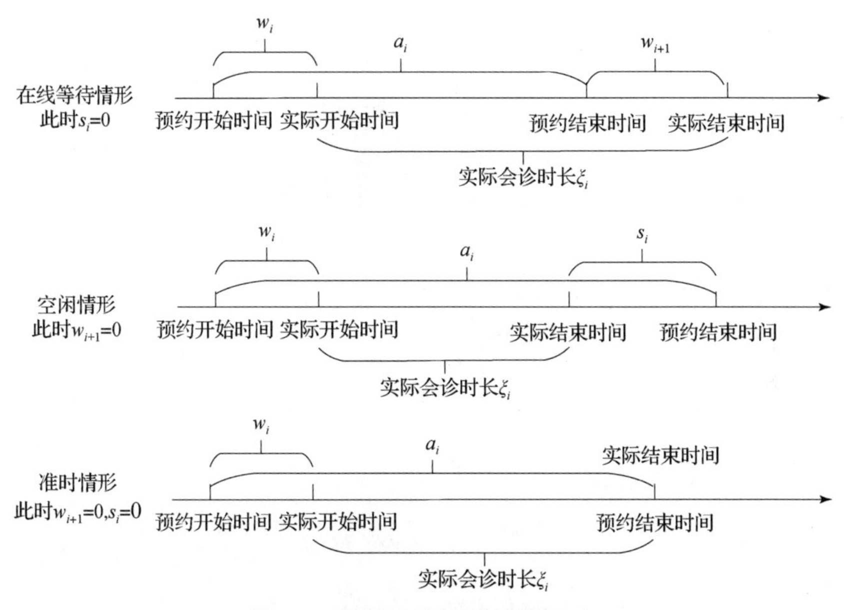

图 5.2　等待时长和空闲时长示意

图中，w_{i+1}表示患者 i 的实际结束时间比预约结束时间晚造成的下一位患者 $i+1$ 的在线等待时长，s_i表示患者 i 的实际结束时间比预约结束时间早而造成的患者 i 在会诊前的诊室空闲时长。约束（5.2c）表示第一位患者 w_1不存在等待时长，因此 $w_1=0$。约束（5.2d）表示如果最后一位患者 I 的会诊实际结束时间比预约结束时间晚，则会造成超时，此时 w_I即为超时时长。约束（5.2e）表示每一位患者的等待时长和诊室空闲时长均为非负数。其中，

$$q_i(\omega)=\begin{cases}0\text{，概率为 }\pi_i\\1\text{，概率为 }1-\pi_i\end{cases}\tag{5.3}$$

表示每一位患者存在 π_i的概率发生爽约行为。

$$\theta_n(i)=\begin{cases}\theta_1,n=1\\\theta_2,n=2\\\cdots\\\theta_N,n=N\end{cases},\ \forall i\in\mathscr{T}\tag{5.4}$$

$\theta_n(i)$表示如果患者 i 需要医学部 n 的专家进行远程会诊，远程医学中心工作人员分配给他的最低保障服务时长为 θ_n。

5.2.1.3 模型求解

由于模型中存在爽约和服务时间的不确定性，直接求解随机规划问题比较复杂，SAA 是基于情景求解随机规划问题的一种有效方法（Kleywegt 等，2002）[143]。SAA 方法通过抽样将随机变量用样本表示，从而将随机规划问题转化为确定性问题，然后对大量情景目标进行平均以逼近随机规划的预期目标。采用 SAA 方法，在情景数量足够大的情况下，可以通过求解一系列的线性规划问题来等价地求解随机规划问题。

将两阶段问题合并后，可将模型用 SAA 方法重写为：

$$\min \sum_{i \in \mathscr{I}} c_i^p (1 - x_i) + \frac{1}{K} \sum_{k=1}^{K} \left(\sum_{i=1}^{I-1} c_i^w x_i q_i^k w_i^k + c^o O^k + \sum_{i=1}^{I} c^s s_i^k \right) \quad (5.5)$$

s. t.

$$\sum_{n=1}^{N} \sum_{i=1}^{I} x_i h_{ni} \theta_n(i) \leqslant D \quad (5.5a)$$

$$a_i \leqslant M x_i, \forall i \in \mathscr{I} \quad (5.5b)$$

$$s_i^k = (a_i - x_i q_i^k \xi_n^k(i) - w_{i-1}^k)^+, \quad \forall i \in \mathscr{I}, \quad \forall k \in \mathscr{K} \quad (5.5c)$$

$$w_{i+1}^k = (w_i^k + x_i q_i^k \xi_n^k(i) - a_i)^+, \quad \forall i \in \mathscr{I}, \quad \forall k \in \mathscr{K} \quad (5.5d)$$

$$\sum_{i=1}^{I} a_i = D \quad (5.5e)$$

$$O^k = w_I^k, \quad \forall k \in \mathscr{K} \quad (5.5f)$$

$$w_1^k = 0, \quad \forall k \in \mathscr{K} \quad (5.5g)$$

$$x_i \in \{0,1\}, \quad \forall i \in \mathscr{I} \quad (5.5h)$$

$$a_i \geqslant x_i \theta_n(i), \quad \forall i \in \mathscr{I} \quad (5.5i)$$

$$a_i, \ s_i^k, \ w_i^k \geqslant 0, \quad \forall i \in \mathscr{I}, \quad \forall k \in \mathscr{K} \quad (5.5j)$$

其中，$\mathscr{K} = \{1, 2, \cdots, K\}$，表示服务时间分布中的离散场景样本数。注意到约束（5.5c）和（5.5d）中含有取正部分，应用 Jiang（2017）[112] 中的方法，可以将其转化为线性约束［证明见 Ge 等（2013）[177] 的附件］：

$$w_{i+1}^k - s_i^k = w_i^k + x_i q_i^k \xi_n^k(i) - a_i, \quad \forall i \in \mathscr{I}, \quad \forall k \in \mathscr{K} \quad (5.6)$$

同时，目标函数（5.5）中含有二次项，由于 x_i 是二元变量，应用 Pelletier 等（2019）[178] 和 Poss（2013）[179] 中的方法，引入决策变量 u_i，将目标函数中 $c_i^w x_i q_i^k w_i^k$ 替代为 $c_i^k q_i^k u_i^k$，从而将目标函数线性化，同时增加约束：

$$u_i^k \geqslant w_i^k - M(1 - x_i), \quad \forall i \in \mathscr{I}, \ \forall k \in \mathscr{K} \tag{5.7}$$

$$u_i^k \geqslant 0, \quad \forall i \in \mathscr{I}, \ \forall k \in \mathscr{K} \tag{5.8}$$

这样使模型转化为一个较易求解的混合整数线性规划（MILP）问题：

$$\min \sum_{i \in \mathscr{I}} c_i^p (1 - x_i) + \frac{1}{K} \sum_{k=1}^{K} \left(\sum_{i=1}^{I-1} c_i^w q_i^k u_i^k + c^o O^k + \sum_{i=1}^{I} c^s s_i^k \right) \tag{5.9}$$

s. t.

(5.5a)，(5.5b)，(5.6)

(5.5e) – (5.5j)

(5.7)，(5.8)

5.2.2　考虑排序的调度方案

在第 3 章和第 4 章研究的调度问题中，由于是实时调度，因此不考虑排序，先到先服务（FCFS）即为最公平的调度规则。但是在本章研究的预约调度中，考虑排序则可能得到更优的调度方案。

5.2.2.1　问题描述与符号规定

考虑排序的模型情景设定与不考虑排序的相同。本节符号说明如下所示。

集合：

$\mathscr{I} = \{1, 2, \cdots, I\}$　患者集合，表示共有 I 个患者，元素 $i \in \mathscr{I}$；

$\mathscr{J} = \{1, 2, \cdots, J\}$　排序时隙集合，表示共有 J 个时隙，元素 $j \in \mathscr{J}$。$j = 1$ 表示排序后处于第一个时隙的患者；

$\mathscr{N} = \{1, 2, \cdots, N\}$　医学部集合，表示共有 N 个医学部，元素 $n \in \mathscr{N}$。

随机变量：

$\boldsymbol{q}(\omega)$　患者爽约指示变量，患者准时到达为 1，爽约为 0；

$\boldsymbol{\xi}(\omega)$　随机服务时间。

参数：

ω　随机服务时间和爽约的情景；

D　调度周期内诊室开放的时长；

π_j　排序后患者 j 爽约的概率；

$\theta_n(j)$　选择申请医学部 n 的排序后患者 j 的最低保障服务时长；

δ_n　患者 i 申请医学部 n 的概率；

c_i^w　患者 i 的等待成本系数；

c^o　诊室超时成本系数；

c^s　诊室空闲成本系数；

c_i^p　患者 i 未被分配的惩罚成本系数。

决策变量：

$\boldsymbol{x}$　每个患者是否被安排进诊室；

l_{ij}　患者 i 是否被分配到时隙 j；

$\boldsymbol{a}$　排序后每个患者分配的预约时长；

$w(\omega)$　排序后每个患者的等待时长；

$s(\omega)$　诊室空闲时长；

$O(\omega)$　诊室超时时长。

5.2.2.2　模型建立

模型同样为一个两阶段随机规划问题。

第一阶段：

$$\min \sum_{i=1}^{I} c_i^p (1 - x_i) + \mathbb{E}_{\xi}[Q(\boldsymbol{x}, \boldsymbol{a}, \boldsymbol{\xi})] \tag{5.10}$$

s. t.

$$\sum_{j=1}^{J} a_j = D \tag{5.10a}$$

$$\sum_{i=1}^{I} l_{ij} \leqslant 1, \forall j \in \mathscr{J} \tag{5.10b}$$

$$\sum_{j=1}^{J} l_{ij} \leqslant 1, \forall i \in \mathscr{I} \tag{5.10c}$$

$$\sum_{i=1}^{I}\sum_{j=1}^{J} l_{ij} = \sum_{i=1}^{I} x_i \tag{5.10d}$$

$$a_j \geqslant \theta_n(j),\ \ \forall j \in \mathscr{J} \tag{5.10e}$$

$$x_i \in \{0,1\},\ \ \forall i \in \mathscr{I} \tag{5.10f}$$

$$l_{ij} \in \{0,1\},\ \ \forall i \in \mathscr{I},\ \ \forall j \in \mathscr{J} \tag{5.10g}$$

模型第一阶段问题的目标（5.10）同样为最小化未分配惩罚成本与第二阶段期望成本之和。约束（5.10b）表示每个时隙的位置上最多分配一位患者。约束（5.10c）表示每位患者最多只能被分配到一个时隙中。约束（5.10d）表示所有被分配患者之和等于决定分配的数量。约束（5.10g）限制 l_{ij} 为二元变量，1 表示决策将患者 i 分配到第 j 个时隙的位置，0 表示不分配。

第二阶段：

$$Q(\boldsymbol{x},\boldsymbol{a},\boldsymbol{\xi}) = \min_{w,s}\sum_{j=1}^{J}\sum_{i=1}^{I} c_i^w l_{ij} q_i(\omega) w_j(\omega) + c^o O(\omega) + \sum_{j=1}^{J} c^s s_j(\omega) \tag{5.11}$$

s. t.

$$s_j(\omega) = \left(a_j - \sum_{i=1}^{I}(l_{ij}q_i(\omega)\xi_i(\omega)) - w_j(\omega)\right)^+,\ \ \forall j \in \mathscr{J},\ \ \forall \omega \tag{5.11a}$$

$$w_{j+1}(\omega) = \left(w_j(\omega) + \sum_{i=1}^{I}(l_{ij}q_j(\omega)\xi(\omega)) - a_j\right)^+,\ \ \forall j \in \mathscr{J},\ \ \forall \omega \tag{5.11b}$$

$$O(\omega) = w_{J+1}(\omega),\ \ \forall \omega \tag{5.11c}$$

$$w_1(\omega) = 0,\ \ \forall \omega \tag{5.11d}$$

$$s_j(\omega),\ w_j(\omega) \geqslant 0,\ \ \forall j \in \mathscr{J},\ \ \forall \omega \tag{5.11e}$$

第二阶段问题与问题（5.2）类似，考虑的为排序后的约束。

5.2.2.3　模型求解

模型同样采用 SAA 方法进行求解，第二阶段问题约束的线性转化同不考虑排序的调度模型第二阶段类似，将问题转化为混合整数线性规划问题：

$$\min \sum_{i=1}^{I} c_i^p (1 - x_i) + \frac{1}{K} \sum_{k=1}^{K} \left(\sum_{j=1}^{J} \sum_{i=1}^{I} c_i^w u_{ij}^k + c^o O^k + \sum_{j=1}^{J} c^s s_j^k \right) \quad (5.12)$$

s. t.

$$\sum_{j=1}^{J} a_j = D \quad (5.12a)$$

$$\sum_{i=1}^{I} l_{ij} \leqslant 1, \ \forall j \in \mathscr{J} \quad (5.12b)$$

$$\sum_{j=1}^{J} l_{ij} \leqslant 1, \ \forall i \in \mathscr{I} \quad (5.12c)$$

$$\sum_{i=1}^{I} \sum_{j=1}^{J} l_{ij} = \sum_{i=1}^{I} x_i \quad (5.12d)$$

$$w_{j+1}^k - s_j^k = w_j^k + \sum_{i=1}^{I} l_{ij} q_i^k \xi_i^k - a_j, \ \forall j \in \mathscr{J}, \ \forall k \in \mathscr{K} \quad (5.12e)$$

$$O^k = w_{J+1}^k, \ \forall k \in \mathscr{K} \quad (5.12f)$$

$$w_1^k = 0, \ \forall k \in \mathscr{K} \quad (5.12g)$$

$$a_j \geqslant \theta_n(j), \ \forall j \in \mathscr{J} \quad (5.12h)$$

$$u_{ij}^k \geqslant w_j^k - M(1 - l_{ij} q_i^k), \ \forall i \in \mathscr{I}, \ \forall j \in \mathscr{J}, \ \forall \boldsymbol{k} \in \mathscr{K} \quad (5.12i)$$

$$x_i \in \{0,1\}, \ \forall i \in \mathscr{I} \quad (5.12j)$$

$$l_{ij} \in \{0,1\}, \ \forall i \in \mathscr{I}, \ \forall j \in \mathscr{J} \quad (5.12k)$$

$$s_j^k, \ w_j^k, \ u_{ij}^k \geqslant 0, \ \forall i \in \mathscr{I}, \ \forall j \in \mathscr{J}, \ \forall k \in \mathscr{K} \quad (5.12l)$$

注意到由于 $\sum_{i=1}^{I} x_i = J$，即第二阶段的时隙总和 J 需要第一阶段求得的 x_i 的结果。这意味着第二阶段的决策变量的数量需要第一阶段求解的结果。为了解决这个问题，可以预先给出所有满足约束条件的 J，然后在所有结果中选择最优解。问题（5. 12）可以改写为：

$$\min \sum_{i=1}^{I} c_i^p l_{ij} + \frac{1}{K} \sum_{k=1}^{K} \left(\sum_{j=1}^{J} \sum_{i=1}^{I} c_i^w u_{ij}^k + c^o O^k + \sum_{j=1}^{J} c^s s_j^k \right) \quad (5.13)$$

s. t.

(5. 12a) – (5. 12c)

$$\sum_{i=1}^{I} \sum_{j=1}^{J} l_{ij} = J \quad (5.14)$$

(5. 12e) – (5. 12l)

基于上述思想，本章设计了算法 3（表 5. 1）对该模型进行求解。

表 5.1 算法 3

算法 3：考虑排序的远程会诊预约调度算法
输入：服务时间数据，变量 I、N、D、$\theta_n(i)$、c_j^w、c^o、c^s、c_i^p、π_i、δ_n
输出：a_j、w_j、s_j、u_{ij}、l_{ij}
1 读取样本数据，通过蒙特卡罗模拟生成 I 位患者，并按照概率 δ 申请不同医学部
2 令 $J=\left\lfloor \dfrac{D}{\sum_{j=1}^{J}\theta_n(j)} \right\rfloor$，其中，$\lfloor\cdot\rfloor$ 表示向下取整
3 **while** $J\geqslant 1$ **do**
4 使用求解器求解混合整数线性规划问题（5.13），并记录其最优解（$\boldsymbol{l}_{ij}^*,\boldsymbol{a}_j^*,\boldsymbol{w}_j^*,\boldsymbol{s}_j^*,\boldsymbol{u}_{ij}^*$），及最优目标 f_J^*
5 **end**
6 在所有的 f_J^* 中选择最小值，即为所求最优目标，记录对应的最优解

5.2.2.4 *启发式算法*

算法 3 虽然可行，但是由于使用枚举思路，因此在患者数量 I 较大时，算法的效率就会大大降低，同时会大幅增加求解时间。启发式算法可以有效地降低求解的复杂度，提高求解速度。模型（5.13）的启发式算法思路是先解决第一阶段问题，即采用一定的排序规则直接对患者进行排序，这样就大大减少了决策变量，从而剩余的固定序列的随机规划问题比较容易求解。该启发式算法步骤如表 5.2 所示。

表 5.2 算法 4

算法 4：考虑排序的远程会诊预约调度启发式算法
输入：排序方法：$p=1,2,3$
输出：患者的调度安排
1. 从算法 3 的步骤 2 中获得 J，采用排序方法 p 对患者 $j=1,2,\cdots,J$ 进行排序
2. 求解由此产生的固定序列的随机线性规划问题
3. 返回算法 3 中的步骤 4

算法 4 步骤 1 中的排序方法基于三个参数：每位患者 i 的服务时间方差（σ_i^2）、标准差（σ_i）和患者的等待成本系数（c_i^w）。根据 Mak 等

(2014)[180]的研究，三种常见的排序方法定义如下。

①方差序（OV）。按方差递增的方法对患者进行排序时的一种有效的方法[181,182]。患者服务时间的方差反映了每位患者服务时间的波动性，因此在排序时将服务时间方差较小的患者放前面，可以减小方差波动对后续患者等待时长的影响。

②方差—等待成本比率排序（OVC）。OVC 方法同时考虑了服务时间方差和等待时间成本系数对排序的影响[67]。该方法根据服务时间方差与患者等待成本系数之比（σ_i^2/c_i^w）递增的顺序对患者进行排序。

③标准差—等待成本比率排序（OSC）。该方法与 OVC 类似，根据服务时间的标准差与患者等待时间成本系数之比（σ_i/c_i^w）递增的顺序对患者进行排序[180]。

5.2.3 数值分析

本章数值分析的数据来自河南省远程医学中心 2016 年 2 月 27 日—2017 年 3 月 25 日的 21 295 例会诊数据。这些数据用来提供 SAA 方法抽取的随机服务时间样本。同第 3 章和第 4 章一样，本章将所有科室划分为 5 个医学部（$N=5$）：内科医学部、外科医学部、妇儿医学部、综合医学部和医技医学部。对无效数据进行清洗后各医学部远程会诊统计信息如表 5.3 所示。

表 5.3 各医学部远程会诊统计信息

医学部（n）	内科医学部	外科医学部	妇儿医学部	综合医学部	医技医学部
会诊数量/例	5 995	2 520	1 245	593	686
比例（δ_n）/%	54.3	22.8	11.3	5.4	6.2
均值	0.312 5	0.305 5	0.329 3	0.310 8	0.324 3
标准差	0.188 8	0.195 4	0.200 1	0.183 5	0.190 7

当第 i 位患者以 δ_n 的概率选择申请医学部 n 进行远程会诊时，它的随机服务时间为 ξ_n。

$$\tilde{\xi}_n(i)=\begin{cases}\tilde{\xi}_1\text{，概率为 }\delta_1\\ \tilde{\xi}_2\text{，概率为 }\delta_2\\ \cdots\\ \tilde{\xi}_N\text{，概率为 }\delta_n\end{cases},\forall i\in\mathscr{I} \tag{5.15}$$

根据实践调研，每天上午9:00—12:00、下午15:00—18:00为远程会诊时间，考虑每天安排两次调度，调度周期 $D=3$。爽约概率 $\pi_i=0.05$，$\forall i\in\mathscr{I}$。决策每例会诊的最低会诊时长 $\theta_n=1/6\text{h}$，$\forall n\in\mathscr{N}$。本章中“患者”指代为基层医院医生，因此患者的等待时长相当于损失基层医院医生的工作时长，参考基层医院平均薪资计算时薪，可令 $c_i^w=18$，$\forall i\in\mathscr{I}$。诊室空闲成本和超时成本相当于损失上级医院专家的工作时长，参考三甲医院的平均薪资，可令 $c^s=40$，$c^o=40$。每位患者未分配的成本相当于远程医学中心减少收益，调研的河南省远程医学中心现由于国家补贴并未实行收费，参考福建省远程会诊收费标准，可令 $c_i^p=300$，$\forall i\in\mathscr{I}$。

本章所有的数值实验代码通过MATLAB编写并调用求解器进行求解，在Windows 64位操作系统Intel（R）2.80G Hz处理器16GB RAM电脑上运行。

5.2.3.1　SAA方法

生成情景 $K=100$ 个的蒙特卡罗模拟下，相同的远程会诊申请在不同的调度方案下的调度结果如表5.4所示。可以观察到：①在患者数7～11的情况下两种方案都可以完成对所有患者的调度。②考虑排序的调度方案求得的总成本都优于不考虑排序的成本，在患者数为7～11个时，考虑排序的调度成本分别比不考虑排序的降低了0.08%、0.22%、1.92%、5.93%、10.89%。在患者数较少时，考虑排序的优势并没有很明显，但是随着患者数量的增加，可以发现考虑排序的总成本比不考虑排序的总成本降低得越来越多。③在等待时长、诊室空闲时长和加班时长上，考虑排序的方案也均优于不考虑排序的方案。具体分析可以得知，通过调整会诊次序，可以有效减少患者等待时长、诊室空闲时长和超时加班时长，从而减少总成本，随着申请例数的增加，考虑排序的方案的优势会愈加明显。

表 5.4　不同调度方案结果对比

I		不考虑排序	考虑排序
7	调度方案	1,2,3,4,5,6,7	3,2,7,6,4,1,5
	等待时间	0.000 7	0.000 5
	空闲时间	1.285 5	1.285 5
	加班时间	0	0
	总成本	53.436 1	53.431 6
8	调度方案	1,2,3,4,5,6,7,8	3,6,5,8,4,2,1,7
	等待时间	0.026 0	0.022 5
	空闲时间	1.036 2	1.035 9
	加班时间	0	0
	总成本	41.947 0	41.855 3
9	调度方案	1,2,3,4,5,6,7,8,9	6,2,5,4,8,3,1,7,9
	等待时间	0.135 0	0.120 2
	空闲时间	0.778 7	0.775 2
	加班时间	0.006 0	0.002 5
	总成本	33.923 3	33.271 3
10	调度方案	1,2,3,4,5,6,7,8,9,10	9,7,4,2,6,3,5,8,10,1
	等待时间	0.338 3	0.293 4
	空闲时间	0.557 4	0.549 7
	加班时间	0.018 2	0.010 6
	总成本	29.439 9	27.693 9
11	调度方案	1,2,3,4,5,6,7,8,9,10,11	8,10,9,6,4,1,7,5,2,11,3
	等待时间	0.662 7	0.641 8
	空闲时间	0.319 6	0.306 4
	加班时间	0.107 5	0.094 3
	总成本	30.948 6	27.579 2

图 5.3 展现了情景样本数均为 100 个、在不同患者数下考虑排序与不考虑排序得到的调度方案。可以发现，在不同患者数量下两种调度方案均

没有明显特点，每例患者分配的时长也较为稳定，波动较小，大致呈现锯齿状分布。而 Wang（1993）[183] 在研究门诊患者服务时间为独立同分布的指数变量时，发现最优预约时间间隔呈现出先增加后递减的“穹顶”形状。Robinson 和 Chen（2003）[184]、Denton 和 Gupta（2003）[149]、Kaandorp 和 Koole（2007）[74]、Kuiper 和 Mandjes（2015）[185] 等也对该形状的预约模式进行了研究，其中 Robinson 和 Chen（2003）[184] 将这一结果扩展到了服务时间服从一般分布的情形，Kupier 和 Mandjes（2015）[185] 研究了两阶段的治疗过程。Klassen 和 Yoogalingam（2009）[82] 通过仿真证明如果预约时长间隔为整数，则最优方案呈现“高原穹顶”的形状，即中间部分配给各个患者的服务时长间隔相等的情形。

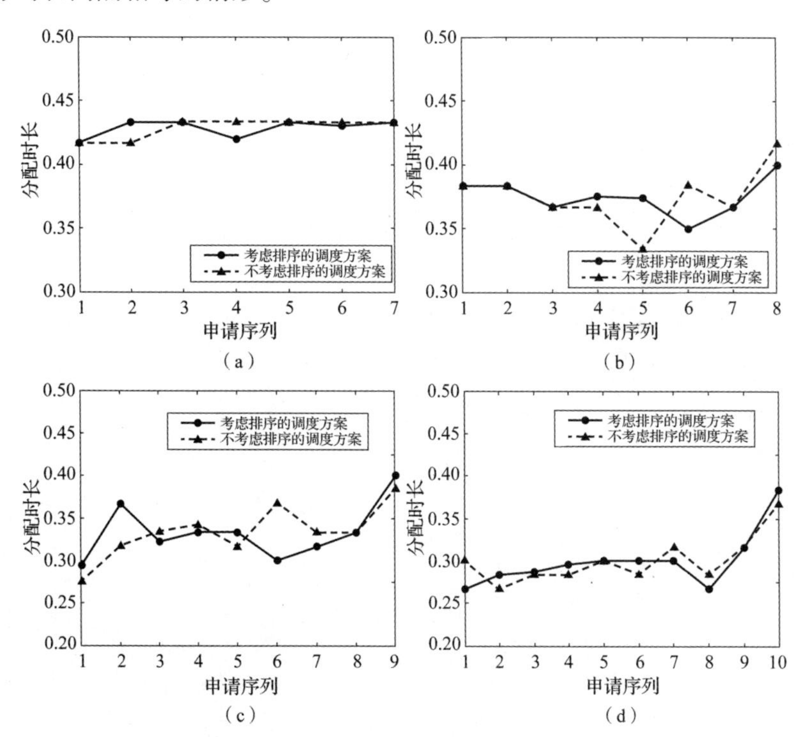

图 5.3　不同申请例数下考虑排序与不考虑排序的调度方案对比

（a）7 例申请下考虑排序和不考虑排序的调度方案对比；

（b）8 例申请下考虑排序和不考虑排序的调度方案对比；

（c）9 例申请下考虑排序和不考虑排序的调度方案对比；

（d）10 例申请下考虑排序和不考虑排序的调度方案对比

本节远程会诊预约调度与门诊预约调度在流程上虽有差异，但在调度模型上也有共通之处。然而本节的随机服务时间是从数据样本中抽取的，并不服从任何分布，为验证远程会诊最优预约间隔时间在服务时间服从特定分布的情况下是否也呈现穹顶状，图 5. 4 做出了对比。

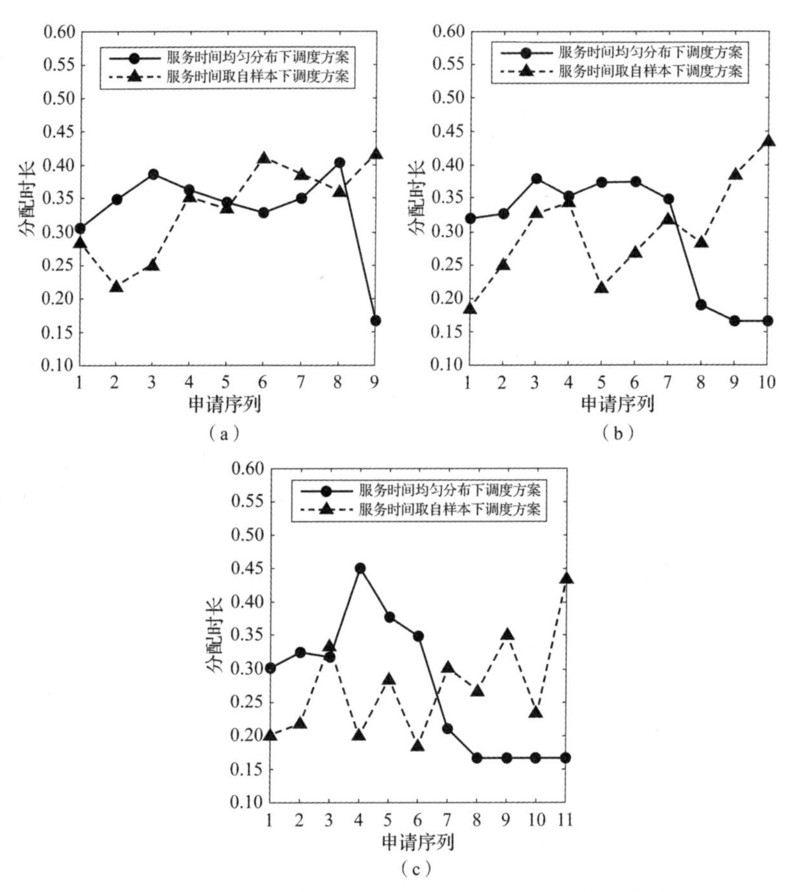

图 5. 4　不同申请例数下不同服务时间分布的调度方案对比

(a) 9 例申请下不同服务时间分布的调度方案；(b) 10 例申请下不同服务时间分布的调度方案；(c) 11 例申请下不同服务时间分布的调度方案

图 5. 4 中服务时间服从均匀分布 $U(0.3,0.5)$，可以看出在服务时间均匀分布下，远程会诊最优预约时间间隔时间同样呈现“穹顶”形分布，而服务时间取自样本的最优预约时间间隔则呈现不规律的锯齿状。

从表 5. 5 可以看出：①在求解时间上，考虑排序的调度方案的求解时间普遍大于不考虑排序的求解时间。②随着情景样本数量的增加，考虑排序和不考虑排序的调度方案的求解时间都出现增加，但是不考虑排序的调度方案的求解时间增加速度比较缓慢，考虑排序的调度方案求解时间增加得更多也增加得更快。例如在 $I=8$ 的情形下，横向来看，当 $K=50$ 时，考虑排序的求解时间仅是不考虑排序的求解时间的 177.66 倍，而到 $K=200$ 时，考虑排序的求解时间达到了不考虑排序的 251.49 倍；纵向来看，$K=200$ 时不考虑排序的调度方案求解时间是 $K=50$ 时的 4.58 倍，而 $K=200$ 时考虑排序的调度方案的求解时间是 $K=50$ 时的 6.48 倍。③随着申请例数的增加，两者的求解时间都出现了增加，但是考虑排序的求解时间增加幅度更大，而不考虑排序的求解时间增加量非常少。例如在 $K=100$ 的设定下，横向来看，当 $I=7$ 时，考虑排序的求解时间是不考虑排序的求解时间的 43.88 倍，而当 $I=10$ 时，考虑排序的求解时间达到了不考虑排序的 13 756.10 倍；纵向来看，$I=10$ 时不考虑排序的调度方案求解时间是 $I=7$ 的 1.96 倍，而 $I=10$ 时考虑排序的调度方案求解时间是 $I=7$ 的 614.44 倍。分析此现象的原因首先是考虑排序的调度方案模型规模较大，决策变量随着申请例数的增加呈平方式增加，因此需要更多的求解时间；其次是更多的情景数量会带来更多的约束条件，因此求解时间也会相应地增加。很明显，情景数量越多，求解得出的解越接近真实的情况，但是情景数量的增加会带来求解时间的大幅增加，从而制约了求解效率。模型的调度周期为 3 小时，过长的求解时间带来的更优的方案就会变得没有意义。因此，在患者数量 8 个以下时，选择考虑排序并增加情景数量比较合理，而在患者数量为 9 个以上时，选择较少的情景数量和不考虑排序比较合理。远程医学中心的工作人员在进行调度安排时，要根据调度任务的时间限制、患者数量等外界因素合理选择情景数量和调度方案。

表 5.5　不同申请例数和情景样本数下不同调度方案的求解时间对比

K	I	不考虑排序的求解时间	考虑排序的求解时间
50	7	0.062 9 s	1.406 6 s
	8	0.071 8 s	12.755 8 s
	9	0.076 9 s	64.644 5 s
	10	0.134 6 s	365.864 5 s

续表

K	I	不考虑排序的求解时间	考虑排序的求解时间
100	7	0.087 2 s	3.826 1 s
	8	0.135 5 s	25.383 9 s
	9	0.160 8 s	231.385 0 s
	10	0.170 9 s	2 350.917 6 s
200	7	0.304 9 s	7.949 9 s
	8	0.328 5 s	82.614 2 s
	9	0.423 5 s	902.901 0 s
	10	0.471 3 s	7 859.163 8 s

5.2.3.2 启发式求解

由表5.4可知，当患者数量较大时，考虑排序的方案求解得到的总成本会明显优于不考虑排序的方案的总成本，但是考虑排序的求解时间会过长，从而影响该方案的使用。因此考虑采用启发式求解来有效降低求解时间。模型中的服务时间仍然由历史数据提供抽样，患者 j 申请各科室等待时间费用系数 $c_j^w=(18,16,20,14,14)$。其他参数设置与考虑排序的模型相同。SAA 方法与启发式算法调度方案结果对比如表5.6所示。

表5.6　SAA 方法与启发式算法调度方案结果对比

I		SAA	OV	OVC
7	调度方案	3,6,5,4,2,7,1	3,4,7,1,6,2,5	3,4,7,2,6,1,5
	等待时长	0.000 4	0.004 0	0.004 0
	空闲时长	1.257 4	1.290 8	1.257 4
	加班时长	0	0	0
	总成本	50.300 6	50.301 1	50.300 7

续表

I		SAA	OV	OVC
8	调度方案	1,7,2,4,8,5,3,6	8,2,6,3,1,5,4,7	8,3,6,1,2,7,5,4
	等待时长	0.029 4	0.029 7	0.031 2
	空闲时长	0.986 5	1.126 4	0.986 8
	加班时长	0.000 2	0.000 3	0.000 5
	总成本	40.011 3	40.037 0	40.016 7
9	调度方案	9,1,2,6,7,5,3,8,4	7,4,3,8,2,5,1,9,6	9,4,1,6,2,8,3,7,5
	等待时长	0.112 3	0.121 0	0.132 4
	空闲时长	0.791 1	0.967 6	0.794 3
	加班时长	0.001 5	0.002 2	0.004 7
	总成本	33.892 5	34.359 6	34.253 3
10	调度方案	2,5,4,6,8,10,9,7,1,3	8,7,5,2,10,9,3,1,6,4	7,6,10,2,9,8,4,1,5,3
	等待时长	0.257 3	0.321 7	0.302 4
	空闲时长	0.554 3	0.699 0	0.556 1
	加班时长	0.021 0	0.025 2	0.022 8
	总成本	27.632 5	28.860 2	28.317 7

从表 5.6 可以看出：①SAA 方法求解得到的总成本优于启发式算法求得的最优总成本，且随着患者人数的增加，优势会越来越大。OVC 方法求解得到的最优总成本优于 OV 方法求得的总成本。②在等待时长、空闲时长、加班时长等其他指标上，SAA 方法求得的最优解同样优于启发式算法求得的最优解。

图 5.5 描绘了不同患者数量下 SAA 方法和启发式算法求解的调度方案。从图中可以看出，两种启发式算法的调度方案在分配时长上整体呈现锯齿形先低后高的趋势，且随着患者数量的增加，三种调度方案给出的分配时长都趋于平稳且趋于相近。具体分析是因为启发式算法 OV 和 OVC 是按照方差和方差——等待成本系数比率增序对患者进行排序，因此服务时间方差小的患者就会被排到前面，且会分配较少的服务时长，且通过锯齿形逐渐增高的形式来缓解较大方差带来的总成本升高。

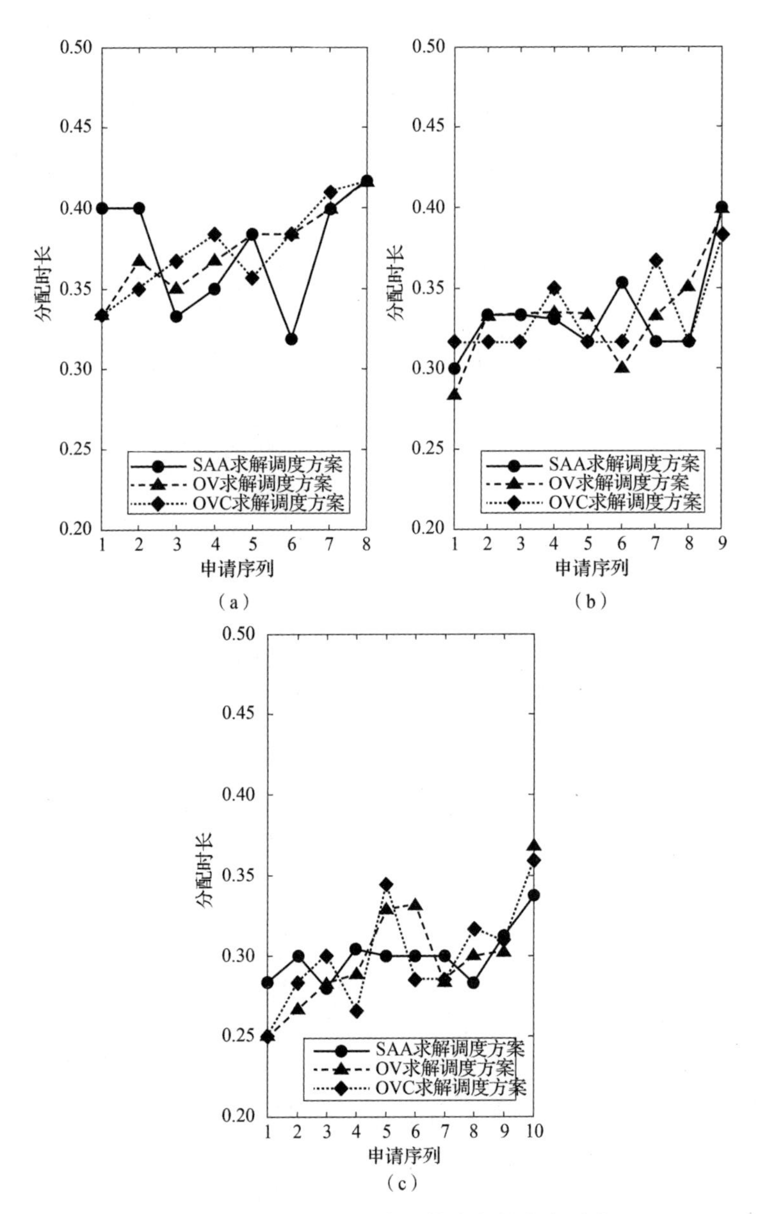

图 5.5　SAA 方法与启发式算法求解方案对比

(a) 8 例申请下 SAA 方法和启发式算法求解方案;

(b) 9 例申请下 SAA 方法和启发式算法求解方案;

(c) 10 例申请下 SAA 方法和启发式算法求解方案

SAA 方法与启发式算法求解时间对比如表 5.7 所示。

表 5.7　SAA 方法与启发式算法求解时间对比

I		$K=50$	$K=100$	$K=200$
7	T_{SAA}	0.828 0 s	1.170 8 s	7.844 6 s
	T_{OV}	0.672 9 s	0.889 7 s	1.095 8 s
	T_{OVC}	0.650 5 s	0.844 3 s	1.087 1 s
	Gap1 *	0	0	0.002%
	Gap2 **	0	0	0.006%
8	T_{SAA}	13.323 8 s	28.950 2 s	79.074 9 s
	T_{OV}	0.801 0 s	0.936 4 s	1.375 0 s
	T_{OVC}	0.793 0 s	0.908 6 s	1.378 7 s
	Gap1	0.13%	0.13%	0.23%
	Gap2	0.21%	0.27%	0.75%
9	T_{SAA}	79.257 3 s	194.609 9 s	834.913 3 s
	T_{OV}	0.852 3 s	1.111 3 s	1.706 7 s
	T_{OVC}	0.867 6 s	1.070 3 s	1.713 5 s
	Gap1	0.61%	0.21%	1.12%
	Gap2	0.18%	0.36%	4.16%
10	T_{SAA}	739.702 8 s	1 710.410 5 s	9 574.054 3 s
	T_{OV}	1.042 0 s	1.243 0 s	2.082 7 s
	T_{OVC}	1.001 6 s	1.238 9 s	2.050 2 s
	Gap1	6.38%	1.99%	1.73%
	Gap2	7.65%	3.49%	9.71%

注：Gap1 * $=(C_{OV}-C_{SAA})/C_{SAA}$；Gap2 ** $=(C_{OVC}-C_{SAA})/C_{SAA}$

C_{SAA}、C_{OV}、C_{OVC}分别代表采用 SAA 方法和两种启发式算法求得的期望成本。

由表 5.7 可以发现：①从求解时间上来看，启发式算法求解的时间比 SAA 方法求解的时间要少，且情景样本数和患者人数越多，SAA 方法的求解时间与启发式算法求解时间差距越大。例如，纵向来看，在 $K=50$ 的条件下，当 $I=7$ 时，T_{SAA} 仅是 T_{OV} 的 1.23 倍，而当 $I=10$ 时，T_{SAA} 是 T_{OV} 的 709.89 倍，相差巨大。横向来看，在 $I=9$ 的情况下，$K=200$ 时，T_{SAA} 是 $K=50$ 时 T_{SAA} 的 10.53 倍，而 $K=200$ 时 T_{OV} 仅 $K=50$ 时 T_{OV} 的 2.00 倍。可以看出，SAA 方法的求解时间不仅多而且增长还非常快，一旦患者人数和情景样本数量较多，求解时间就会非常高，而启发式算法的求解时间不但少，而且增长比较缓慢。②从求解的期望成本上来看，启发式算法求解出的期望成本比 SAA 方法求解出的期望成本略高，且随着情景样本数和患者人数的增加，期望成本差距也会相应地增加。例如，纵向来看，在 $K=100$ 的条件下，当 $I=7$ 时，启发式算法求解的期望成本与 SAA 方法求解的期望成本差距非常小，接近于 0，而当 $I=10$ 时，启发式算法求解的期望成本与 SAA 方法求解的期望成本差距达到了 1.99% 和 3.49%，增长没有非常明显。横向来看，在 $I=8$ 的情况下，$K=200$ 时启发式算法求解的期望成本与 SAA 方法求解的期望成本的差距比 $K=50$ 时分别增加了 0.1 个、0.54 个百分点，同样增长也不是很高。

从表 5.6、表 5.7 和图 5.5 总体来看，在患者数量较少的情况下，由于 SAA 方法的求解时间没有特别长，可以选择采用 SAA 方法求解的方案；在患者数量较多的情况下，由于 SAA 方法的求解时间过长，而启发式算法求解的期望成本与 SAA 方法求解的期望成本差距不是很大，并且调度方案也比较接近，因此可以采用启发式算法进行求解。

5.3 考虑专家到达不守时的远程会诊预约调度

5.3.1 问题描述与符号规定

本节同样考虑的是单服务器远程会诊预约调度问题。定义 I 为病人总数，远程医学中心工作人员在每个会诊周期前做完调度安排。所有远程会诊均是在一间远程会诊诊室内进行，上级医院的专家需要在预约时间点从自己先前的岗位到远程会诊诊室来进行会诊，由于专家需要等待电梯等客观原因，会造成专家到达时间的不守时。基层医院医生作为寻求援助方，会准时地在预约时间点准备会诊。定义 D 为每个会诊周期内的总时长，并认为上级医院的专家充足。

由于上级医院资源的限制，远程医学中心工作人员对每位病人首先决定是否安排。如果选择不安排，则该病人可继续预约下周期的会诊；如果选择安排，则会安排该病人具体的会诊时间点以及预约时长，同时会对所有的病人进行排序。定义 J 为排序后所有时隙的数量，每位病人安排进一个时隙，显然 $I \geqslant J$。定义 A_j 为排序后处于位置 j 的病人（记为病人 j）和为该位置 j 提供远程会诊服务的专家（记为专家 j）的预约会诊开始时间；R_j 为专家 j 的实际到达时间。排序后病人 j 将会准时到达。专家的不守时可以定义为专家的实际到达时间与预约开始时间之差（$u_j = R_j - A_j$）。u_j 为专家 j 不守时的随机变量，如果专家比预约时间早到，则 $u_j < 0$；如果专家比预约时间迟到，则 $u_j > 0$。本书假定 u_j 存在一个界限 $[\underline{u}_j, \bar{u}_j]$，其中 $\underline{u}_j$ 和 $\bar{u}_j$ 表示在每个专家 j 的不守时时间窗中的早到时间和迟到时间。图 5.6 描述了专家 j 的不守时时间窗。

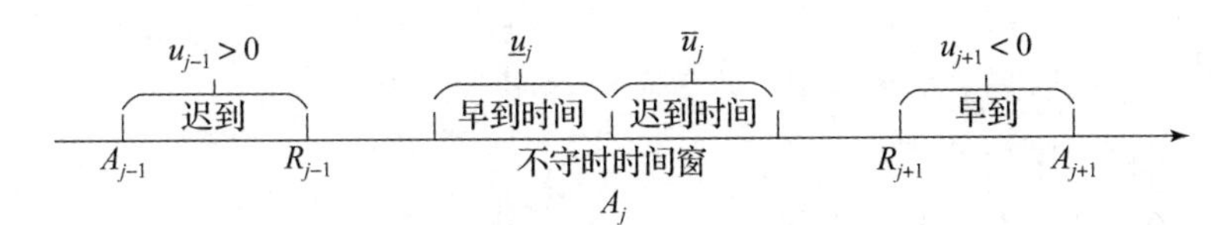

图 5.6　专家不守时时间窗示意

本节模型的目标是最小化未分配惩罚成本、专家等待时间成本、病人等待时间成本、诊室空闲时间成本和超时成本之和。模型第一阶段的决策包括每位病人是否安排、每位病人安排的会诊预约时长以及病人的排序。模型第二阶段的决策包括每种情景下的专家的等待时长、病人的等待时长、诊室的空闲时长以及超时时长。本节使用两阶段随机规划模型对远程会诊预约调度问题进行建模，参数设置如下所示。

指示量：

i　指示病人 i；

j　指示预约分配时隙，即排序后处于时隙 j 的病人；

n　指示医学部 n；

ω　指示情景 ω。

固定量：

I 病人总数；

J 预约时隙总数，即决定调度的病人的总数；

N 医学部总数；

D 周期内远程会诊总服务时长；

$\theta_n(j)$ 选择医学部 n 会诊的病人 j 的最低保障服务时长；

c_i^p 病人 i 未被分配的惩罚成本系数；

c_i^{wp} 病人 i 的等待成本系数；

c_j^{we} 专家 j 的等待成本系数；

c^s 诊室空闲成本系数；

c^o 专家超时成本系数。

时间点指示变量：

A_j 排序后病人 j 和专家 j 的预约会诊开始时间；

R_j 专家 j 的实际到达时间；

B_j 排序后病人 j 和专家 j 的实际会诊服务开始时间；

E_j 排序后病人 j 和专家 j 的实际会诊服务结束时间。

基于情景的随机变量：

$u_j(\omega)$ 情景 ω 下专家 j 的不守时时间；

$\xi_i(\omega)$ 情景 ω 下病人 i 的实际服务时间。

第一阶段决策变量：

x_i 二元变量，决定病人 i 分配（1）或者不分配（0）；

a_j 每位被分配病人的预约服务时长，即时隙 j 的时间长度；

l_{ij} 二元变量，决策病人 i 是（1）否（0）指派到预约分配时隙 j 中。

第二阶段决策变量：

$v_j(\omega)$ 情景 ω 下不考虑专家不守时时病人 j 和专家 j 的等待时长；

$w_j(\omega)$ 情景 ω 下专家 j 的实际等待时长；

$k_j(\omega)$ 情景 ω 下病人 j 的实际等待时长；

$s_j(\omega)$ 情景 ω 下病人 j 服务完成后诊室的空闲时长；

$O(\omega)$ 情景 ω 下周期内服务超时时长。

5.3.2　模型建立

根据以上对时间点变量的定义，可以对以下决策变量进行描述：

$$w_j = (B_j - R_j)^+ ,\quad \forall j$$

$$k_j = (B_j - A_j)^+ ,\quad \forall j$$

$$s_j = (B_{j+1} - E_j)^+ ,\quad \forall j$$

$$v_{j+1} = (E_j - A_{j+1})^+ ,\quad \forall j$$

根据实际服务结束时间 E_j，预约开始时间 A_j 和专家实际到达时间 R_j 相互之间不同的先后顺序，可以将出现的等待时长和空闲时长分为 6 种情形，如图 5.7 所示。

情形 1 描述了服务结束时间晚于预约开始时间和专家实际到达时间，并且专家实际到达时间晚于预约开始时间的情形（$E_j > R_{j+1} > A_{j+1}$）。在这种情形下，可以得到以下变量间关系：

$$v_{j+1} = k_j + \xi_j - a_j \tag{5.16}$$

$$k_{j+1} = v_{j+1} \tag{5.17}$$

$$w_{j+1} = v_{j+1} - \bar{u}_{j+1} \tag{5.18}$$

$$s_{j+1} = 0 \tag{5.19}$$

其中，病人 j 的随机服务时间 $\xi_j = \sum_{i=1}^{I} l_{ij}\xi_i$，$\forall j$。

情形 2 描述了服务结束时间晚于预约开始时间和专家实际到达时间，并且专家实际到达时间早于预约开始时间的情形（$E_j > A_{j+1} > R_{j+1}$）。在这种情形下，可以得到以下变量间关系：

$$v_{j+1} = k_j + \xi_j - a_j \tag{5.20}$$

$$k_{j+1} = v_{j+1} \tag{5.21}$$

$$w_{j+1} = v_{j+1} - \underline{u}_{j+1} \tag{5.22}$$

$$s_{j+1} = 0 \tag{5.23}$$

情形 3 描述了服务结束时间晚于预约开始时间，并且专家实际到达时间晚于预约开始时间和服务结束时间的情形（$R_{j+1} > E_j > A_{j+1}$）。在这种情形下，可以得到以下变量间关系：

$$v_{j+1} = k_j + \xi_j - a_j \tag{5.24}$$

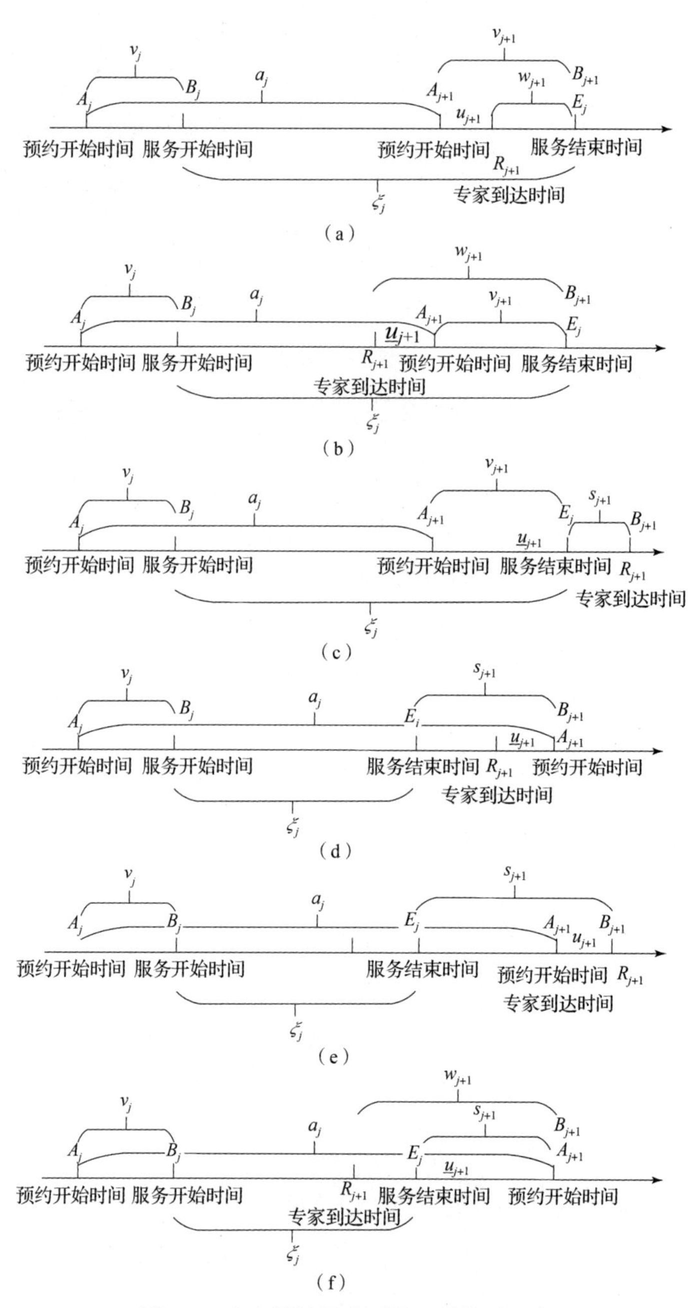

图 5.7 专家到达不守时的 6 种情形示意

(a) 情形 1；(b) 情形 2；(c) 情形 3；(d) 情形 4；(e) 情形 5；(f) 情形 6

$$k_{j+1} = v_{j+1} + s_{j+1} \tag{5.25}$$

$$w_{j+1} = 0 \tag{5.26}$$

$$s_{j+1} = \bar{u}_{j+1} - v_{j+1} \tag{5.27}$$

情形 4 描述了服务结束时间早于预约开始时间和专家实际到达时间，并且专家实际到达时间早于预约开始时间的情形（$A_{j+1} > R_{j+1} > E_j$）。在这种情形下，可以得到以下变量间关系：

$$s_{j+1} = a_j - k_j - \xi_j \tag{5.28}$$

$$k_{j+1} = 0 \tag{5.29}$$

$$w_{j+1} = -\underline{u}_{j+1} \tag{5.30}$$

$$v_{j+1} = 0 \tag{5.31}$$

情形 5 描述了服务结束时间早于预约开始时间，并且专家实际到达时间晚于预约开始时间的情形（$R_{j+1} > A_{j+1} > E_j$）。在这种情形下，可以得到以下变量间关系：

$$s_{j+1} - \bar{u}_{j+1} = a_j - k_j - \xi_j \tag{5.32}$$

$$k_{j+1} = \bar{u}_{j+1} \tag{5.33}$$

$$w_{j+1} = 0 \tag{5.34}$$

$$v_{j+1} = 0 \tag{5.35}$$

情形 6 描述了服务时间结束早于预约开始时间，并且专家实际到达时间早于预约开始时间的情形（$A_{j+1} > E_j > R_{j+1}$）。在这种情形下，可以得到以下变量间关系：

$$s_{j+1} = a_j - k_j - \xi_j \tag{5.36}$$

$$k_{j+1} = 0 \tag{5.37}$$

$$w_{j+1} = -\underline{u}_{j+1} \tag{5.38}$$

$$v_{j+1} = 0 \tag{5.39}$$

情形 1 ~ 情形 3 的服务结束时间晚于预约开始时间；情形 4 ~ 情形 6 的服务结束时间早于预约开始时间。综合考虑各种情形下的变量关系式（5.16）~（5.39），可以推算得出以下普适关系式，证明见附录 G。

$$s_{j+1} = a_j - k_j - \xi_j + k_{j+1} \tag{5.40}$$

$$w_j = k_j - u_j \tag{5.41}$$

$$v_{j+1} = (k_j + \xi_j - a_j)^{+} \tag{5.42}$$

注意到 k_j 表示病人 j 在接受服务前的等待时长，w_j 表示专家 j 在为病人 j 提供服务前的等待时长。病人 $j+1$ 的预约开始时间即病人 j 的预约结束时间。如果最后一例远程会诊（即病人 J）的实际服务结束时间晚于病人 J 的预约结束时间，则会产生超时，定义为：

$$O=(E_J-A_{J+1})^+=v_{J+1} \tag{5.43}$$

根据对各种不守时情形的分析，可以建立基于两阶段随机规划的远程会诊预约调度模型。

第一阶段问题：

$$\min \sum_{i=1}^{I} c_i^p(1-x_i)+\mathbb{E}_{\xi}[Q(\boldsymbol{x},\boldsymbol{a},\boldsymbol{\xi})] \tag{5.44}$$

s. t.

$$\sum_{j=1}^{J} a_j = D \tag{5.44a}$$

$$\sum_{i=1}^{I} l_{ij} \leqslant 1, \forall j \tag{5.44b}$$

$$\sum_{j=1}^{J} l_{ij} \leqslant 1, \forall i \tag{5.44c}$$

$$\sum_{i=1}^{I}\sum_{j=1}^{J} l_{ij} = \sum_{i=1}^{I} x_i \tag{5.44d}$$

$$a_j \geqslant \theta_n(j), \quad \forall j \tag{5.44e}$$

$$x_i \in \{0,1\}, \quad \forall i \tag{5.44f}$$

$$l_{ij} \in \{0,1\}, \quad \forall (i,j) \tag{5.44g}$$

模型的目标函数（5.44）表示最小化未分配惩罚成本与第二阶段期望成本之和。约束（5.44a）表示预约分配时长之和等于周期内服务总时长。约束（5.44b）表示每一个预约时隙最多只允许安排一个病人。约束（5.44c）表示每一个病人最多只允许安排进一个预约时隙。约束（5.44d）表示所有分配数之和等于决定分配的数量。约束（5.44e）保证了每一例的预约分配时长不能少于其对应科室的最低服务时长下限，从而在一定程度上保障每一例远程会诊的服务质量。约束（5.44f）和（5.44g）表示其对应的决策变量为二元变量。

第二阶段问题：

$$Q(\boldsymbol{x},\boldsymbol{a},\boldsymbol{\xi}) = \min_{v,w,k,s} \sum_{j=1}^{J} \sum_{i=1}^{I} c_i^{wp} l_{ij} k_j(\omega) + \sum_{j=1}^{J} c_j^{we} w_j(\omega) + c^o O(\omega) + \sum_{j=1}^{J} c^s s_j(\omega) \tag{5.45}$$

s. t.

$$v_{j+1}(\omega) = \left(k_j(\omega) + \sum_{i=1}^{I} l_{ij}\xi_i(\omega) - a_j\right)^+, \quad \forall (j,\omega) \tag{5.45a}$$

$$w_j(\omega) = k_j(\omega) - u_j(\omega), \quad \forall (j,\omega) \tag{5.45b}$$

$$s_{j+1}(\omega) = k_{j+1}(\omega) + a_j - k_j(\omega) - \sum_{i=1}^{I} l_{ij}\xi_i(\omega), \quad \forall (j,\omega) \tag{5.45c}$$

$$O(\omega) = v_{J+1}(\omega), \quad \forall \omega \tag{5.45d}$$

$$w_1(\omega) \geqslant -u_1(\omega), \quad \forall \omega \tag{5.45e}$$

$$k_1(\omega) \geqslant u_1(\omega), \quad \forall \omega \tag{5.45f}$$

$$v_1(\omega) = 0, \quad \forall \omega \tag{5.45g}$$

$$s_j(\omega),\ k_j(\omega),\ w_j(\omega),\ v_j(\omega) \geqslant 0, \quad \forall (j,\omega) \tag{5.45h}$$

目标函数（5.45）表示最小化专家等待成本、病人等待成本、诊室空闲成本与超时成本之和。约束（5.45a）~（5.45d）为根据对 6 种不守时情形的分析（5.40）~（5.43）得出的专家等待时长 w_j、病人等待时长 k_j、不考虑不守时的等待时长 v_j、诊室空闲时长 s_j 和超时时长 O 之间的约束关系。约束（5.45e）表示第一位专家如果出现等待情形，则其等待时长不小于其早到时间。约束（5.45f）表示第一位病人如果出现等待情形，则其等待时长不小于专家的迟到时间。约束（5.45g）表示不考虑专家不守时情况下第一例专家和病人的等待时长为 0。约束（5.45h）限制了所有的决策变量均非负。

注意到约束（5.45a）非线性，故将其松弛以线性化，可得：

$$v_{j+1}(\omega) \geqslant k_j(\omega) + \sum_{i=1}^{I} l_{ij}\xi_i(\omega) - a_j, \quad \forall (j,\omega) \tag{5.46}$$

5.3.3 模型求解

本节模型考虑了专家到达不守时和随机服务时间两种不确定因素，直接求解随机规划问题比较复杂，因此同样采用 SAA 方法进行求解。并且同样采用（5.7）~（5.8）的方法，引入决策变量 y_{ij}，在目标函数（5.45）

中用 $c_i^{wp}y_{ij}(\omega)$ 替代 $c_i^{wp}l_{ij}k_j(\omega)$，从而使目标函数线性化。

应用SAA方法，模型可以被改写为一个混合整数线性规划问题（5.47），其中每一个情景 ω 包含随机的服务时间和专家到达的不确定性等现实情景。

$$\min\sum_{i=1}^{I}c_i^p(l-x_i)+\frac{1}{Z}\sum_{z=1}^{Z}\left(\sum_{j=1}^{J}\sum_{i=1}^{I}c_i^{wp}y_{ij}^z+\sum_{j=1}^{J}c_j^{we}w_j^z+c^oO^z+\sum_{j=1}^{J}c^ss_j^z\right) \tag{5.47}$$

s. t.

$$\sum_{j=1}^{J}a_j=D \tag{5.47a}$$

$$\sum_{i=1}^{I}l_{ij}\leqslant 1,\ \forall j \tag{5.47b}$$

$$\sum_{j=1}^{J}l_{ij}\leqslant 1,\ \forall i \tag{5.47c}$$

$$\sum_{i=1}^{I}\sum_{j=1}^{J}l_{ij}=\sum_{i=1}^{I}x_i \tag{5.47d}$$

$$v_{j+1}^z\geqslant k_j^z+\sum_{i=1}^{I}l_{ij}\xi_i^z-a_j,\ \forall(j,z) \tag{5.47e}$$

$$w_j^z=k_j^z-u_j^z,\ \forall(j,z) \tag{5.47f}$$

$$s_{j+1}^z=k_{j+1}^z-k_j^z+a_j-\sum_{i=1}^{I}l_{ij}\xi_i^z,\ \forall(j,z) \tag{5.47g}$$

$$O^z=v_{J+1}^z,\ \forall z \tag{5.47h}$$

$$w_1^z\geqslant -u_1^z,\ \forall z \tag{5.47i}$$

$$k_1^z\geqslant u_1^z,\ \forall z \tag{5.47j}$$

$$v_1^z=0,\ \forall z \tag{5.47k}$$

$$a_j\geqslant\theta_n(j),\ \forall j \tag{5.47l}$$

$$y_{ij}^z\geqslant k_j^z-M(1-l_{ij}),\ \forall(i,j,z) \tag{5.47m}$$

$$x_i\in\{0,1\},\ \forall i \tag{5.47n}$$

$$l_{ij}\in\{0,1\},\ \forall(i,j) \tag{5.47o}$$

$$k_j^z,w_j^z,y_{ij}^z,s_j^z\geqslant 0,\ \forall(i,j,z) \tag{5.47p}$$

其中，$z=1,2,\cdots,Z$ 表示离散情景样本数。同时将 $\sum_{i=1}^{I}x_i=J$ 代入目标函数（5.47），可得：

$$\min c_i^p(I-J)+\frac{1}{Z}\sum_{z=1}^{Z}\left(\sum_{j=1}^{J}\sum_{i=1}^{I}c_i^{wp}y_{ij}^z+\sum_{j=1}^{J}c_j^{we}w_j^z+c^o v_{J+1}^z+\sum_{j=1}^{J}c^s s_j^z\right) \tag{5.48}$$

约束（5.47d）可被改写为：

$$\sum_{i=1}^{I}\sum_{j=1}^{J}l_{ij}=J \tag{5.49}$$

5.3.4 Benders 分解

模型（5.48）的求解方法依然采用算法 3，但是注意到在第 4 步中，求解混合整数规划问题的规模比之前面的模型更大，需要更多的求解时间。Benders 分解作为一个经典的精确分解算法，可以大大提升求解的效率[90,186-188]。因此本节采用 Benders 分解算法对模型进行求解。

本节将二元变量 l_{ij}作为复杂变量，将混合整数规划问题（5.48）分为主问题（5.50）和子问题（5.51）。

$$\text{M}-\text{MILP}:\min\sum_{i=1}^{I}c_i^p(I-J)+\eta \tag{5.50}$$

s. t.

$$\sum_{i=1}^{I}l_{ij}\leqslant 1,\ \forall j \tag{5.50a}$$

$$\sum_{j=1}^{J}l_{ij}\leqslant 1,\ \forall j \tag{5.50b}$$

$$\sum_{i=1}^{I}\sum_{j=1}^{J}l_{ij}=J \tag{5.50c}$$

$$\eta\geqslant 0 \tag{5.50d}$$

$$\text{S}-\text{MILP}(\hat{l}_{ij}):\min\frac{1}{Z}\sum_{z=1}^{Z}\left(\sum_{j=1}^{J}\sum_{i=1}^{I}c_i^{wp}y_{ij}^z+\sum_{j=1}^{J}c_j^{we}w_j^z+c^o v_{J+1}^z+\sum_{j=1}^{J}c^s s_j^z\right) \tag{5.51}$$

s. t.

$$\sum_{j=1}^{J}a_j=D \tag{5.51a}$$

$$a_j-k_j^z+v_{j+1}^z\geqslant\sum_{i=1}^{I}\hat{l}_{ij}\xi_i^z,\ \forall(j,z) \tag{5.51b}$$

$$k_j^z - w_j^z = u_j^z, \quad \forall (j,z) \tag{5.51c}$$

$$a_j + k_{j+1}^z - k_j^z - s_{j+1}^z = \sum_{i=1}^{I} l_{ij}\xi_i^z, \ \forall (j,z) \tag{5.51d}$$

$$-k_j^z + y_{ij}^z \geqslant -M(1-\hat{l}_{ij}), \quad \forall (i,j,z) \tag{5.51e}$$

$$k_1^z \geqslant u_1^z, \quad \forall z \tag{5.51f}$$

$$w_1^z \geqslant -u_1^z, \quad \forall z \tag{5.51g}$$

$$v_1^z = 0, \quad \forall z \tag{5.51h}$$

$$a_j \geqslant \theta_n(j), \quad \forall j \tag{5.51i}$$

$$a_j, k_j^z, w_j^z, v_j^z, s_j^z, y_{ij}^z \geqslant 0, \quad \forall (i,j,z) \tag{5.51j}$$

引入子问题 S－MILP 对应约束（5.51a）~（5.51j）的对偶变量 α，β_j^z，γ_j^z，φ_j^z，ρ_{ij}^z，μ_j，τ^z，λ^z，对偶子问题 DS－MILP 可以表达为：

$$\text{DS}-\text{MILP}(\hat{l}_{ij}): \max_{\alpha,\beta_j^z,\gamma_j^z,\varphi_j^z,\rho_{ij}^z,\mu_j,\tau^z,\lambda^z} D\alpha + \sum_{z=1}^{Z}\sum_{j=1}^{J}\sum_{i=1}^{I}\hat{l}_{ij}\xi_i^z\beta_j^z + \sum_{z=1}^{Z}\sum_{j=1}^{J}u_j^z\gamma_j^z + \sum_{z=1}^{Z}\sum_{j=1}^{J}\sum_{i=1}^{I}\hat{l}_{ij}\xi_i^z\varphi_j^z - \sum_{z=1}^{Z}\sum_{j=1}^{J}\sum_{i=1}^{I}M(1-\hat{l}_{ij})\rho_{ij}^z + \sum_{j=1}^{J}\theta_n(j)\mu_j + \sum_{z=1}^{Z}u_1^z\tau^z - \sum_{z=1}^{Z}u_1^z\lambda^z \tag{5.52}$$

s. t.

$$\alpha + \sum_{z=1}^{Z}\beta_j^z + \mu_j \leqslant 0, \ \forall j \tag{5.52a}$$

$$-\beta_j^z + \gamma_j^z + \varphi_j^z - \varphi_{j+1}^z - \sum_{i=1}^{I}\rho_{ij}^z \leqslant 0, j=1,2,\cdots,J-1, \ \forall z \tag{5.52b}$$

$$-\beta_1^z + \gamma_1^z - \varphi_1^z - \sum_{i=1}^{I}\rho_{i1}^z + \tau^z \leqslant 0, \ \forall z \tag{5.52c}$$

$$-\beta_J^z + \gamma_J^z + \varphi_J^z - \sum_{i=1}^{I}\rho_{iJ}^z \leqslant 0, \ \forall z \tag{5.52d}$$

$$-\gamma_j^z \leqslant \frac{1}{Z}c_j^{we}, \ j=2,3,\cdots,J, \ \forall z \tag{5.52e}$$

$$-\gamma_1^z + \lambda^z \leqslant \frac{1}{Z}c_1^{we}, \ \forall z \tag{5.52f}$$

$$\beta_j^z \leqslant 0, \ j=1,2,\cdots,J-1, \ \forall z \tag{5.52g}$$

$$\beta_J^z \leqslant \frac{1}{Z} c^o, \quad \forall z \tag{5.52h}$$

$$-\varphi_j^z \leqslant \frac{1}{Z} c^s, \quad \forall (j,z) \tag{5.52i}$$

$$\rho_{ij}^z \leqslant \frac{1}{Z} c_i^{wp}, \quad \forall (i,j,z) \tag{5.52j}$$

$$\beta_j^z, \rho_{ij}^z, \mu_j, \tau^z, \lambda^z \geqslant 0, \quad \forall (i,j,z) \tag{5.52k}$$

算法求解基本步骤如表 5.8 所示。

表 5.8　算法 5

算法 5：Benders 分解算法
1. 初始化。初始化原问题的有效上界 UB 为正无穷，有效下界 LB 为负无穷。求解松弛主问题 M－MILP（5.50），得到初始可行解（$\boldsymbol{l}_{ij}^*, \eta^*$）
2. 将可行解（$\boldsymbol{l}_{ij}^*, \eta^*$）代入对偶子问题 DS－MILP（13.1）的目标函数，并求解对偶子问题。如果对偶子问题的解无界，记对偶子问题约束的极方向集为 $\{\alpha^h, \beta_j^{z,h}, \gamma_j^{z,h}, \varphi_j^{z,h}, \rho_{ij}^{z,h}, \mu_j^h, \tau^{z,h}, \lambda^{z,h}: h \in H\}$，添加可行割 $$D\alpha^h + \sum_{z=1}^{Z}\sum_{j=1}^{J}\sum_{i=1}^{I}\hat{l}_{ij}\xi_i^z\beta_j^{z,h} + \sum_{z=1}^{Z}\sum_{j=1}^{J}u_j^z\gamma_j^{z,h} + \sum_{z=1}^{Z}\sum_{j=1}^{J}\sum_{i=1}^{I}\hat{l}_{ij}\xi_i^z\varphi_j^{z,h} - \sum_{z=1}^{Z}\sum_{j=1}^{J}\sum_{i=1}^{I}M(1-\hat{l}_{ij})\rho_{ij}^{z,h} + \sum_{j=1}^{J}\theta_n(j)\mu_j^h + \sum_{z=1}^{Z}u_1^z\tau^{z,h} - \sum_{z=1}^{Z}u_1^z\lambda^{z,h} \leqslant 0 \tag{5.53}$$ 进入主问题 M－MILP（5.50）的约束中。转入第 3 步。如果对偶子问题有最优解，记对偶子问题约束的极点集为 $\{\alpha^l, \beta_j^{z,l}, \gamma_j^{z,l}, \varphi_j^{z,l}, \rho_{ij}^{z,l}, \mu_j^l, \tau^{z,l}, \lambda^{z,l}: l \in L\}$，添加最优割 $$\eta \geqslant D\alpha^l + \sum_{z=1}^{Z}\sum_{j=1}^{J}\sum_{i=1}^{I}\hat{l}_{ij}\xi_i^z\beta_j^{z,l} + \sum_{z=1}^{Z}\sum_{j=1}^{J}u_j^z\gamma_j^{z,l} + \sum_{z=1}^{Z}\sum_{j=1}^{J}\sum_{i=1}^{I}\hat{l}_{ij}\xi_i^z\varphi_j^{z,l} - \sum_{z=1}^{Z}\sum_{j=1}^{J}\sum_{i=1}^{I}M(1-\hat{l}_{ij})\rho_{ij}^{z,l} + \sum_{j=1}^{J}\theta_n(j)\mu_j^l + \sum_{z=1}^{Z}u_1^z\tau^{z,l} - \sum_{z=1}^{Z}u_1^z\lambda^{z,l} \tag{5.54}$$ 进入主问题 M－MILP（5.50）的约束中。此时对偶子问题的最优目标为原问题提供一个新的有效上界 UB
3. 求解包含所有可行割（5.53）和最优割（5.54）的主问题 M－MILP（5.50），得到可行解（$\boldsymbol{l}_{ij}^*, \eta^*$），此时松弛主问题的最优目标为原问题提供一个新的有效下界 LB
4. 当 UB 与 LB 相等或其差距非常小时，迭代停止，得到最优解。否则转入第 2 步

5.3.5 数值分析

本节的数值分析数据同样采用河南省远程医学中心 2016 年 2 月 27 日—2017 年 3 月 25 日的 21 295 例会诊数据。模型参数均与上节相同，远程会诊时间为每天上午 9:00 - 12:00、下午 15:00 - 18:00，考虑每天安排两次调度，调度周期内服务总时长 $D = 3$。专家到达不守时时间窗 $[u_j, \bar{u}_j] = [-0.1, 0.1]$，$\forall j$。每例会诊的最低会诊时长 $\theta_n = 1/6\text{h}$，$\forall n$。上级医院专家的等待时长等价于专家的工作时长损失，$c_j^{we} = 40$，$\forall j$；病人的等待时长等价于基层医院医生的工作时长损失，$c_i^{wp} = 18$，$\forall j$。诊室的空闲成本和超时成本等价于专家的工作时长损失，$c^s = 40$，$c^o = 40$。申请未被分配的成本等价于远程医学中心减少的收益，$c_i^p = 300$，$\forall i$，情景 $Z = 100$。

本节的数值实验代码同样通过 MATLAB R2014b 编写并调用 Cplex 求解器进行求解，在 Windows 64 位操作系统 Intel（R）2.80G Hz 处理器 16GB RAM 电脑上运行。

表 5.9 描述了不同到达病人数量下模型求解得出的最优的调度结果。调度方案表示原到达顺序的病人在排序后所处的位置。可以观察到随着病人数量从 7 到 11 的增加，不同的病人数下所有的病人均被分配，专家等待时长增加了 433%，病人等待时长增加了 311%，空闲时长减少了 67.87%，而超时时长则增加了 0.308 8 h。

表 5.9 不同到达病人数量下最优调度结果对比

I	调度方案	专家等待时长	病人等待时长	空闲时长	超时时间
7	1,7,2,5,3,4,6	0.133 3	0.231 9	0.926 1	0
8	6,3,2,1,4,8,5,7	0.192 0	0.151 4	0.756 3	0.001 1
9	6,7,1,5,4,2,8,3,9	0.234 6	0.432 4	0.552 9	0.009 4
10	1,7,10,5,9,8,6,2,3,4	0.365 3	0.497 3	0.404 1	0.053 9
11	10,7,1,9,5,2,6,4,3,11,8	0.711 1	0.954 0	0.297 6	0.308 8

图 5.8 展现了不同病人数量下的最优成本和预约调度方案，其中申请序列表示排序后的序列。从总成本图可以发现，总成本在病人数为 10 的情况下达到了最低点，此后随着病人数的增加，等待时长和加班时长会快速增长，从而大幅增加了总成本。具体分析是因为在病人数量较少时，会有较多的空闲时长增加成本，而病人数量较多时专家和病人的等待成本会迅速增加，在病人数量为 10 个时，总成本达到了均衡最低。从分配时长图可以发现，不同的病人数量的分配时长均比较稳定，波动较小。由于随机服务时间样本采用的是历史样本，随机性较大，而不是假设为特殊分布的样本，因此调度方案整体同样呈现出锯齿形。

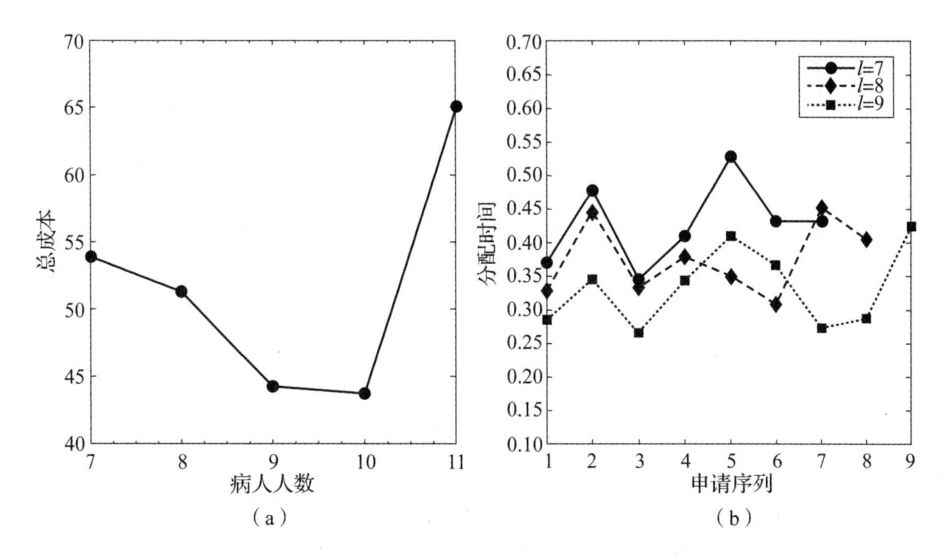

图 5.8　不同病人数量下的最优成本和预约分配服务时长

（a）不同到达病人数量下总成本；（b）不同到达病人数量下最优分配时间

图 5.9 描述了不同专家等待成本系数下的总成本并选择其中到达病人数 7 的情况下的调度方案。专家等待成本系数越高意味着专家水平越高，从总成本图上可以看出，随着专家等待成本系数的降低，总成本在不同到达病人数下整体呈现降低趋势。而从调度方案可以看出，专家等待成本系数越高，分配时长越平稳。从图 5.9 可以得出，安排的专家水平越高，差异化服务程度越低，但是总体成本会增加。远程医学中心工作人员需在成本与服务平衡方面权衡，从而做出最合适的调度方案。

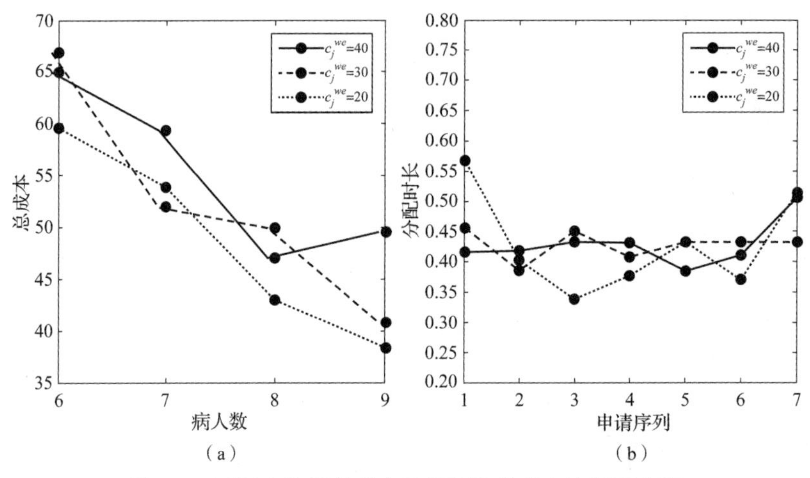

图 5.9 不同专家等待成本系数下的总成本和调度方案

(a) 不同专家等待成本系数下的总成本；(b) 不同专家等待成本系数下的调查方案

5.4 本章小结

随着新型基础设施建设的推进，5G 网络将使远程医疗更加快捷、更加普及，在一定程度上缓解我国“看病难、看病贵”的问题。而随着应用的快速推广，远程医疗运营管理问题也会随之而来。本章针对远程会诊中的实际问题，以最小化未分配惩罚成本、基层医院等待成本、诊室空闲成本和专家超时成本为目标，同时考虑基层医院爽约和服务时间的不确定性，建立了不考虑排序和考虑排序的两阶段随机规划模型，并对求解结果进行对比分析。

接下来，考虑上级医院专家到达不守时行为，根据专家到达不守时形成的上级医院专家等待、患者等待和诊室空闲的 6 种情形总结出三者之间的约束关系，建立新的两阶段随机规划模型，并采用 Benders 分解对模型进行求解，最后得出最优调度方案。

通过对随机服务时间下的远程会诊预约调度模型和考虑专家到达不守时的远程会诊预约调度模型的调参分析，表明在不同的患者数量、各项成本系数下，由于受到求解时间、成本等制约，远程医学中心工作人员应根据实际情况合理地选择调度方案。

第 6 章　结论与展望

6.1　总结

远程医疗是国内外公认的调整医疗资源布局，缩小区域间医疗服务差距的有效手段。随着国家政策的持续推进和通信技术的迅猛发展，远程医疗服务在我国快速发展，各大远程医学中心的会诊量逐年攀升，在可投入的远程会诊资源难以跟进时，解决远程医疗运营管理问题成为提升远程医疗服务效率的重要途径。本书针对远程会诊运营管理问题，从资源配置优化、调度策略优化和预约调度优化三个方面，运用仿真和数学规划等方法进行研究，得出了各问题的优化方案，具体研究成果如下：

①根据远程会诊流程建立了离散事件仿真模型，为更接近会诊申请时间间隔和服务时间的真实分布，采用核密度函数估计会诊申请到达时间间隔和服务时间的概率密度函数，并得出分布函数，再采用反变换法得出到达过程和服务过程的随机变量样本并嵌入到仿真模型中。通过对比仿真得到的平均等待时长与观测值，验证了模型的有效性。仿真结果显示，内科医学部会诊申请的等待时长对总平均等待时长影响最大，因此对内科医学部专家数量和诊室数量进行灵敏度分析，观察二者的数量变化对系统性能的影响。结果表明，内科医学部专家数量和诊室数量都会对系统性能造成一定的影响，但是在不同的数量范围内影响的大小并不相同，且诊室数量应保证不少于 4 个，否则会严重影响系统性能。

②将基于现有的会诊流程的调度策略称为两阶段调度策略，并提出了一种基于新的远程会诊流程的专家预指派调度策略。根据新的策略和流

程，建立了离散事件仿真模型，参数设置与原策略相同。为进一步接近现实运营场景，设计算法模拟生成专家空闲时间，并设计算法求解预指派各医学部专家。通过对比原有策略和新策略在相同资源配置下的性能表现，发现在当前资源配置下，新策略性能表现更优。进一步地，观察在不同会诊申请规模和专家换班时间下两种策略的性能表现，结果表明，会诊申请到达规模和换班时间均对两种策略下的系统有影响，针对不同会诊申请到达率和换班时间，远程医学中心管理者应选择不同的调度策略。

③针对远程会诊过程中的多种不确定因素，研究了随机服务时间下的远程会诊预约调度问题和考虑专家到达不守时的远程会诊预约调度问题。在第一个问题研究中，考虑服务时间的随机性和基层医院医生到达的爽约行为，建立了考虑排序和不考虑排序两种两阶段随机规划模型，将约束和目标中的非线性部分转化为线性，并采用 SAA 的方法将模型转化为确定的混合整数线性规划问题，使用 MATLAB 调用 Cplex 求解器进行求解。结果表明，考虑排序的调度方案要优于不考虑排序的调度方案，但是其求解时间过长，尤其是当会诊申请量规模较大时。因此管理者需要根据会诊申请的到达规模和调度任务时间合理地选择调度方案。针对考虑排序的模型求解时间过长，本书设计了启发式算法进行求解并与 SAA 方法进行对比，结果表明启发式算法在总成本没有增加很多的情况下能大幅度减少求解时间，在到达规模较大时管理者可采用启发式算法的调度方案。在第二个问题研究中，进一步考虑现实中专家到达不守时行为，并分析了由此造成的上级医院专家、基层医院医生和诊室空闲之间的 6 种关系，并归纳形成相应的约束，建立新的考虑排序的两阶段随机规划模型。由于约束规模较大，直接使用求解器进行求解耗时过长，因此使用了 Benders 分解算法对模型进行求解。并进一步探讨了不同会诊申请规模和参数变化下最优解的变化。

本书针对远程会诊运营管理问题所应用的方法、建立的模型具有较强的普适性，根据不同地区的远程医学中心现实运营情况估计出相应参数即可进行应用。本书求得的结果可以为我国各地远程医学中心的管理者解决其所面对的运营管理问题提供理论依据和仿真支持，有助于缓解远程会诊日渐拥堵的状况，提高远程医疗服务满意度，提升远程医学中心整体服务效率。

6.2　管理启示

本书根据对河南省远程医学中心资源配置问题和调度问题的优化研究得到了一定的管理学启示。

在资源配置方面，各医学部专家数量和诊室数量均会对远程会诊系统的性能产生一定的影响，资源量过少会影响系统的性能，资源量过多会增加运营成本。因此远程医学中心高层管理者在对远程医学中心资源规划时，需要对所在医联体的会诊申请量有合理的估计，兼顾运营成本与服务收益，达到资源配置与服务效率之间的充分平衡。针对河南省远程医学中心现有的资源配置，本书的研究结果表明，远程会诊诊室的数量应保证不少于 4 个，否则会严重降低系统性能。在现有的会诊申请到达规模下，远程医学中心现有的诊室配置（4 个）暂时不需要增加；内科医学部专家（15 位）可适当增加 3～4 位。

在调度策略方面，更优的调度策略设计可以提升系统的性能。在不同会诊申请规模和换班时间下，不同调度策略的系统性能也不相同。针对河南省远程医学中心原有的两阶段调度策略和文本新提出的专家预指派调度策略，当会诊申请率小于一个阈值（本书对应实际数值为 0.06）时，远程医学中心管理者应选择专家预指派策略；当会诊申请率大于一个阈值（本书对应实际数值为 0.15）时，管理者应选择两阶段调度策略。由于过多的换班时间会挤占服务时间，因此如果管理者想更大程度上提高远程会诊运营效率，应尽可能地减少专家换班时间。

在预约调度方面，由于会诊过程中多种不确定因素的存在，因此远程会诊预约调度是一个非常复杂的问题。在一个调度周期内，对所有的会诊申请根据其申请的异质性进行排序后再分配服务时长可以有效降低调度成本，但是当会诊申请量较大时，预约调度模型的求解会耗时过长，管理者无法及时做出调度决策。本书通过 SAA 方法和启发式算法求解结果的对比分析，结果表明，启发式算法的求解结果在没有比 SAA 方法增加很多成本的情况下求解时间大幅减少。因此当会诊申请数大于一个阈值（本书对应实际数值为 10 个）的情况下，远程医学中心管理者可采用启发式算法求得的考虑排序的调度方案；在会诊申请数小于一个阈值（本书对应实际数值为 10 个）的情况下，应采用 SAA 方法求得的考虑排序的调度方案。

本书提出的模型与方法具有一定的普适性，通过对远程医学中心相关参数的重新估计，并针对可能遇到的新问题、新情况，对模型进行适当的修改与改进，可在全国范围内的远程医学中心进行推广。

6.3 研究展望

由于国内外学者对远程医疗运营管理的研究较少，本书在借鉴门诊和手术室调度研究的基础上对远程会诊运营管理问题进行了探索性的研究，因此结合实际情况，本书当前的研究依然存在一定的局限性，未来可从以下几个方面开展进一步的研究：

①在远程会诊资源配置优化的研究中，由于维度限制，本书探索了内科医学部专家数量和诊室数量的局部最优的资源配置方案，在接下来的研究中可以继续探索涵盖其他 4 个医学部专家数量的全局最优资源配置方案。同时在仿真模型中可以根据实际运营情况新增考虑会诊过程中的多种不确定性，进一步地贴近实际。

②在远程会诊调度策略优化的研究中，由于其他条件方面的约束，并没有在河南省远程医学中心对新提出的调度策略进行实践检验，只是在仿真模型中进行了模拟，可能会与实际运营存在一些偏差。因此在接下来的研究中，可在远程医学中心对新提出的调度策略进行实践检验，并进行进一步的调整。

③在远程会诊预约调度优化的研究中，考虑的不确定性依然不够全面。在考虑专家到达不守时的远程会诊预约调度研究中，由于基层医院医生是需求方，因此假设他们准时到达，但是在现实中他们同样也会存在不守时的行为，因此在接下来的研究中可以同时考虑基层医院医生和上级医院专家都不守时的情形，虽然模型会更加复杂，但是能够更加贴近实际情况，研究更有意义。

参考文献

[1] 中国卫生信息与健康医疗大数据学会远程医疗信息化专业委员会. 中国医院远程医疗发展报告（2018 年）[M]. 北京：人民出版社，2019.

[2] FAIEZ Z, PHILIPPE M, ANTOINE A, et al. Telemedicine: What framework, what levels of proof, implementation rules [J]. Therapie, 2014, 69 (4): 347 - 354.

[3] 赵杰，蔡雁岭，孙东旭，等. 远程医疗的发展现状与未来趋势 [J]. 中国卫生事业管理，2014，31（10）：739 - 740 + 799.

[4] 国家卫生和计划生育委员会. 国家卫生和计划生育委员会关于推进医疗机构远程医疗服务的意见 [J]. 中国医疗管理科学，2014，3：5 - 6.

[5] 孟群，许培海，汤学军，等. 远程医疗信息系统建设指南（2014 年版）[M]. 北京：国家卫生和计划生育委员会，2014.

[6] SOOD S, MBARIKA V, JUGOO S, et al. What is telemedicine? A collection of 104 peer - reviewed perspectives and theoretical underpinnings. [J]. Telemedicine and e - Health, 2007, 13 (5): 573 - 590.

[7] BYNUM A B, IRWIN C A, CRANFORD C O, et al. The impact of telemedicine on patients' cost savings: some preliminary findings. [J]. Telemedicine and e - Health, 2003, 9 (4): 361 - 367.

[8] EKELAND A, ANNE GAND Bowes, FLOTTORP S. Effectiveness of telemedicine: A systematic review of reviews [J]. International Journal of Medical Informatics, 2010, 79 (11): 736 - 771.

[9] DORRIAN C, FERGUSON J, AH - SEE K, et al. Head and neck cancer assessment by flexible endoscopy and telemedicine. [J]. Journal of Telemedicine and Telecare, 2009, 15 (3): 118 - 121.

[10] MOHR N M, VAKKALANKA J P, HARLAND K K, et al. Telemedicine use decreases rural emergency department length of stay for transferred North Dakota Trauma patients [J]. Telemedicine and e - Health, 2018, 24 (3): 194 - 202.

[11] WILCOX M E, ADHIKARI N K J. The effect of telemedicine in critically ill patients: systematic review and meta - analysis [J]. Critical Care, 2012, 16 (4): R127.

[12] STREHLE E M, SHABDE N. One hundred years of telemedicine: does this new technology have a place in paediatrics? [J]. Archives of Disease in Childhood, 2006, 91 (12): 956 - 959.

[13] 翟运开，赵杰，蔡雁岭．“互联网 +” 时代的远程医疗服务运营关键问题研究 [M]．北京：科学出版社，2015.

[14] HOUGEN J M, HELEN YAND LOBO, COREY T, JONES R, et al. Optimizing and validating the technical infrastructure of a novel tele - cystoscopy system [J]. Journal of Telemedicine and Telecare, 2016, 22 (7): 397 - 404.

[15] RESNECK M, JACK SAND ABROUK, STEUER M, TAM A, et al. Choice, transparency, coordination, and quality among direct - to - consumer telemedicine websites and apps treating skin disease [J]. JAMA Dermatology, 2016, 152 (7): 768 - 775.

[16] ESCOBAR - CURBELO L, FRANCO - MORENO A I. Application of telemedicine for the control of patients with acute and chronic heart diseases [J]. Telemedicine and e - Health, 2018, 25 (11): 1033 - 1039.

[17] BELLIDO V, BELLIDO D, TEJERA C, et al. Effect of telephone - delivered interventions on glycemic control in type 2 diabetes treated with glargine insulin [J]. Telemedicine and E - health, 2018, 25: 471 - 476.

[18] MOHR N M, YOUNG T, HARLAND K K, et al. Telemedicine is associated with faster diagnostic imaging in stroke patients: A cohort study [J]. Telemedicine and E - health, 2019, 25: 93 - 100.

[19] WARD M M, JAANA M, NATAFGI N. Systematic review of telemedicine applications in emergency rooms [J]. International Journal of Medical Informatics, 2015, 84 (9): 601 - 616.

[20] WARNER I. Telemedicine applications for home health care [J]. Journal of Telemedicine and Telecare, 1997, 3 Suppl 1: 65 - 66.

[21] 张清, 梅雪, 何新华, 等. 远程医疗在新型冠状病毒疾病防控中的应用探讨 [J]. 中国急救医学, 2020, 9: 903 - 906.

[22] 莫嫣娉, 马剡芳, 魏丽荣, 等. 远程会诊在新型冠状病毒肺炎危重症患者中的应用及展望 [J]. 中国急救医学, 2020, 12: 1196 - 1198.

[23] SLOTMAN B J, LIEVENS Y, POORTMANS P, et al. Effect of COVID - 19 pandemic on practice in European radiation oncology centers [J]. Radiotherapy and Oncology, 2020, 150: 40 - 42.

[24] BOULEFTOUR W, DAGUENET E, TINQUAUT F, et al. Impact of COVID - 19 outbreak through telemedicine implementation on data reporting during oncology clinical trials [J]. Radiotherapy and Oncology, 2020, 39 (1): 15 - 20.

[25] SOSSAI P, UGUCCIONI S, CASAGRANDE S. Telemedicine and the 2019 coronavirus (SARS - CoV - 2) [J]. International Journal of Clinical Practice, 2020, 74 (10): e13592.

[26] ZHAO J, ZHANG Z, GUO H, et al. Development and recent achievements of telemedicine in china. [J]. Telemedicine and E - health, 2010, 16 (5): 634 - 638.

[27] 牟岚, 金新政. 远程医疗发展现状综述 [J]. 卫生软科学, 2012, 26 (6): 506 - 509.

[28] 郝昱文, 李晓雪, 赵喆, 等. 远程会诊系统综述 [J]. 中国数字医学, 2015, 10 (10): 85 - 87 + 91.

[29] 马豪, 陈荃, 秦盼盼, 等. 国内外远程医疗技术发展状况及相关问题分析 [J]. 医学信息学杂志, 2014, 12: 35 - 39.

[30] 翟运开, 周银龙, 孙东旭, 等. 我国远程医疗发展的政策约束及其纾解 [J]. 中国卫生事业管理, 2014, 10: 728 - 731.

[31] 叶江峰, 姜雪, 井淇, 等. 整合型医疗服务模式的国际比较及其启示 [J]. 管理评论, 2019, 31 (6): 199 - 212.

[32] 贡欣扬, 苏婷, 杨崑, 等. 我国远程医疗发展现状调查研究 [J]. 中国卫生信息管理杂志, 2015, 12 (2): 160 - 164.

[33] 李昕梅, 肖亚茹, 汤优佳, 等. 远程医疗平台运营中的相关法律问题研

究［J］. 中国卫生事业管理，2016，33（4）：283－285.
［34］赵刚，王能才，韦哲，等. 基于5G的移动通讯技术在远程医疗中的应用［J］. 中国医学装备，2020，17（10）：8－11.
［35］翟运开. 基于远程医疗的分级诊疗体系建设研究［J］. 中国卫生事业管理，2016，33（8）：564－567.
［36］翟运开. 协同视角下的远程医疗系统建设项目组织架构设计研究——以河南省远程医疗系统建设为例［J］. 中国软科学，2016，9：125－134.
［37］姚刚，张晓祥，汪火明. 基于省级平台的远程医疗系统设计［J］. 中国卫生事业管理，2013，33（2）：70－71.
［38］WILSON L S，MAEDER A J. Recent directions in telemedicine：review of trends in research and practice［J］. Healthcare Informatics Research，2015，21（4）：213－222.
［39］蔡雁岭，卫艳利，翟运开. 基于PATH模型的远程医疗绩效评价体系构建［J］. 中国医院管理，2018，38（2）：10－13.
［40］GREEN L. Capacity planning and management in hospitals［M］. Boston：Kluwer Academic Publishers，2004.
［41］FAGEFORS C，LANTZ B. Application of portfolio theory to healthcare capacity management［J］. International Journal of Environmental Research and Public Health，2021，18（2）：659.
［42］HUH W T，LIU N，TRUONG V－A. Multiresource allocation scheduling in dynamic environments［J］. Manufacturing & Service Operations Management，2013，15（2）：280－291.
［43］BAZZOLI G，BREWSTER L，LIU G，et al. Does US hospital capacity need to be expanded?［J］. Health Affairs，2003，22（6）：40－54.
［44］KESKINOCAK P，SAVVA N. A review of the healthcare－management（modeling）literature published in Manufacturing & Service Operations Management［J］. Manufacturing & Service Operations Management，2020，22（1）：59－72.
［45］CHEN T，WANG C. Multi－objective simulation optimization for medical capacity allocation in emergency department［J］. Journal of Simulation，2016，10（1）：50－68.
［46］FENG Y－Y，WU I－C，CHEN T－L. Stochastic resource allocation in

emergency departments with a multi - objective simulation optimization algorithm [J]. Health Care and Management Science, 2017, 20 (1): 55 - 75.

[47] LIU H, LIU Y. Construction of a medical resource sharing mechanism based on blockchain technology: evidence from the medical resource imbalance of China [J]. Healthcare, 2021, 9 (1): 52.

[48] LIU M, XIAO Y. Optimal scheduling of logistical support for medical resource with demand information updating [J]. Mathmatical Problems in Engineering, 2015: DOI: 10. 1155/2015/765098.

[49] CHEN W, ZHANG Z G, CHEN X. On two - tier healthcare system under capacity constraint [J]. International Journal of Production Research, 2019, 58 (12): 3744 - 3764.

[50] 张泽洪. 分级诊疗体系中基层医疗服务能力建构路径 [J]. 中华医院管理杂志, 2017, 33 (2): 102 - 105.

[51] YU W, JIA M, FANG X, et al. Modeling and analysis of medical resource allocation based on Timed Colored Petri net [J]. Future Generation Computer Systems - The International Journal of Science, 2020, 111: 368 - 374.

[52] JEBALI A, ALOUANE A, LADET P. Operating rooms scheduling [J]. International Journal of Production Economics, 2006, 99 (12): 52 - 62.

[53] 刘阳, 耿娜. 面向多检查的门诊患者调度研究 [J]. 运筹与管理, 2017, 26 (9): 78 - 87.

[54] LUO L, ZHOU Y, HAN B T, et al. An optimization model to determine appointment scheduling window for an outpatient clinic with patient no - shows [J]. Health Care and Management Science, 2019, 22 (1): 68 - 84.

[55] CHEN P - S, HONG I - H, Hou Y, et al. Healthcare scheduling policies in a sequence - number based appointment system for outpatients' arrivals: Early, on time, or late? [J]. Computers & Industrial Engineering, 2019, 130: 298 - 308.

[56] WHITE D L, FROEHLE C M, KLASSEN K J. The effect of integrated scheduling and capacity policies on clinical efficiency [J]. Production and Operations Management, 2011, 20 (3): 442 - 455.

[57] GARRIDO J C, MATAMALA D, CARTES - VELÁSQUEZ R, et al.

Improving dental service utilization rate using a proactive telephone - based scheduling strategy in primary healthcare [J]. Pesquisa Brasileira em Odontopediatria e Clínica Integrada, 2020, 20: e5043.

[58] CHEN P S, ROBIELOS R A C, PALANA P K V C, et al. Scheduling patients' appointments: allocation of healthcare service using simulation optimization [J]. Journal of Healthcare Engineering, 2015, 6 (2): 259 - 280.

[59] SAGHAFIAN S, HOPP W J, IRAVANI S M R, et al. Workload management in telemedical physician triage and other knowledge - based service systems [J]. Management Science, 2018, 64 (11): 5180 - 5197.

[60] BOUKERCHE A, REN Y. A secure mobile healthcare system using trust - based multicast scheme [J]. IEEE Journal on Selected Areas in Communications, 2009, 27 (4): 387 - 399.

[61] NASRALLA MM, RAZAAK M, REHMAN I U, et al. Content - aware packet scheduling strategy for medical ultrasound videos over LTE wireless networks [J]. Computer Networks, 2018, 140: 126 - 137.

[62] 罗利，石应康. 医疗服务资源调度优化理论、方法及应用 [M]. 北京：科学出版社，2014.

[63] BAILEY N. A study of queues and appointment systems in hospital out - patient departments, with special reference to waiting - times [J]. Journal of the Royal Statistical Society Series B - Statistical Methodological, 1952, 14 (2): 185 - 199.

[64] LINDLEY D. The theory of queues with a single server [J]. Mathematical Proceedings of the Cambridge Philosophical Society, 1952, 48 (2): 277 - 289.

[65] SMITH - DANIELS V, SCHWEIKHART S, SMITH - DANIELS D. Capacity management in health care services: review and future research directions [J]. Decision Sciences, 1988, 19 (4): 889 - 919.

[66] CAYIRLI T, VERAL E. Outpatient scheduling in health care: a review of literature [J]. Production and Operations Management, 2003, 12 (4): 519 - 549.

[67] GUPTA D. Surgical Suites' Operations Management [J]. Production and

Operations Management, 2007, 16 (6): 689 – 700.

[68] GUPTA D, DENTON B. Appointment scheduling in health care: challenges and opportunities [J]. IIE Transactions, 2008, 40 (9): 800 – 819.

[69] ERDOGAN S A, DENTON B T. Surgery Planning and Scheduling [M]. New Jersey: JohnWiley & Sons, Inc., 2011.

[70] AHMADI – JAVID A, JALALI Z, KLASSEN K J. Outpatient appointment systems in healthcare: A review of optimization studies [J]. European Journal of Operational Research, 2017, 258 (1): 3 – 34.

[71] 杜少甫，谢金贵，刘作仪. 医疗运作管理：新兴研究热点及其进展 [J]. 管理科学学报，2013，16 (8)：1 – 19.

[72] DOBSON G, HASIJA S, PINKER E J. Reserving capacity for urgent patients in primary care [J]. Production & Operations Management, 2011, 20 (3): 456 – 473.

[73] KIM S, GIACHETTI R E. A stochastic mathematical appointment overbooking model for healthcare providers to improve profits [J]. IEEE Transactions on Systems Man and Cybernetics – Part A: Systems and Humans, 2006, 36 (6): 1211 – 1219.

[74] KAANDORP G C, KOOLE G. Optimal outpatient appointment scheduling [J]. Health Care Management Science, 2007, 10 (3): 217 – 229.

[75] ERDOGAN S A, DENTON B. Dynamic appointment scheduling of a stochastic server with uncertain demand [J]. INFORMS Journal on Computing, 2013, 25 (1): 116 – 132.

[76] DAI J, GENG N, XIE X. Dynamic advance scheduling of outpatient appointments in a moving booking window [J]. European Journal of Operational Research, 2021, 292 (2): 622 – 632.

[77] 王珊珊，李金林，彭春，等. 不确定服务时间下分布式鲁棒门诊预约调度和排程 [J]. 系统工程学报，2019，34 (4)：566 – 576.

[78] MAK H – Y, RONG Y, ZHANG J. Appointment scheduling with limited distributional information [J]. Management Science, 2015, 61 (2): 316 – 334.

[79] PATRICK J. A Markov decision model for determining optimal outpatient scheduling [J]. Health Care Management Science, 2012, 15 (2):

91 - 102.

[80] ZACHARIAS C, PINEDO M. Appointment scheduling with no - shows and overbooking [J]. Production and Operations Management, 2014, 23 (5): 788 - 801.

[81] ZHU H, HOU M, WANG C, et al. An Efficient Outpatient Scheduling Approach [J]. IEEE Transactions on Automation Science and Engineering, 2012, 9 (4): 701 - 709.

[82] KLASSEN R, KENNETH JAND YOOGALINGAM. Improving performance in outpatient appointment services with a simulation optimization approach [J]. Production and Operations Management, 2009, 18 (4): 447 - 458.

[83] ZHANG Y, SHEN S, ERDOGAN S A. Distributionally robust appointment scheduling with moment - based ambiguity set [J]. Operations Research Letters, 2017, 45 (2): 139 - 144.

[84] LEE S J, HEIM G R, SRISKANDARAJAH C, et al. Outpatient appointment block scheduling under patient heterogeneity and patient no - shows [J]. Production and Operations Management, 2018, 27 (1): 28 - 48.

[85] MUNAVALLI J R, RAO S V, SRINIVASAN A, et al. Integral patient scheduling in outpatient clinics under demand uncertainty to minimize patient waiting times [J]. Health Informatics Journal, 2020, 26 (1): 435 - 448.

[86] SICKINGER S, KOLISCH R. The performance of a generalized Bailey - Welch rule for outpatient appointment scheduling under inpatient and emergency demand [J]. Health Care Management Science, 2009, 12 (4): 408 - 419.

[87] MUNAVALLI J R, RAO S V, SRINIVASAN A, et al. An intelligent real - time scheduler for out - patient clinics: A multi - agent system model [J]. Health Informatics Journal, 2020, 26 (4): 2383 - 2406.

[88] 张文思，李金林，冉伦，等. 随机服务时间下异质患者门诊预约调度优化 [J]. 运筹与管理，2020，29 (5): 26 - 36.

[89] 阎崇钧，唐加福，姜博文，等. 确定服务时间预约系统联合能力计划与调度方法 [J]. 中国管理科学，2015，23 (S1): 15 - 22.

[90] CHEN R R, ROBINSON L W. Sequencing and scheduling appointments with potential call - in patients [J]. Production and Operations Management,

2014, 23 (9): 1522 - 1538.

[91] ERDOGAN S A, GOSE A, DENTON B T. Online appointment sequencing and scheduling [J]. IIE Transactions, 2015, 47 (11): 1267 - 1286.

[92] MANCILLA C, STORER R. A sample average approximation approach to stochastic appointment sequencing and scheduling [J]. IIE Transactions, 2012, 44 (8): 655 - 670.

[93] BERG B P, DENTON B T, ERDOGAN S A, et al. Optimal booking and scheduling in outpatient procedure centers [J]. Computers & Operations Research, 2014, 50: 24 - 37.

[94] KEMPER B, KLAASSEN C A J, MANDJES M. Optimized appointment scheduling [J]. European Journal of Operational Research, 2014, 239 (1): 243 - 255.

[95] CREEMERS S, LAMBRECHT M R, BELIEN J, et al. Evaluation of appointment scheduling rules: a multiperformance measurement approach [J]. Omega - International Journal of Management Science, 2021, 100: DOI: 10. 1016/j. omega. 2020. 102231.

[96] SHEHADEH K S, COHN A E M, EPELMAN M A. Analysis of models for the stochastic outpatient procedure scheduling problem [J]. European Journal of Operational Research, 2019, 279 (3): 721 - 731.

[97] LAGANGA L R, LAWRENCE S R. Appointment overbooking in health care clinics to improve patient service and clinic performance [J]. Production and Operations Management, 2012, 21 (5): 874 - 888.

[98] QI J. Mitigating delays and unfairness in appointment systems [J]. Management Science, 2017, 63 (2): 566 - 583.

[99] PRZASNYSKI Z H. Operating room scheduling: a literature review [J]. AORN Journal, 1986, 44 (1): 67 - 79.

[100] CARDOEN B, DEMEULEMEESTER E, BELIEN J. Operating room planning and scheduling: a literature review [J]. European Journal of Operational Research, 2010, 201 (3): 921 - 932.

[101] FERRAND Y B, MAGAZINE M J, RAO U S. Managing operating room efficiency and responsiveness for emergency and elective surgeries: a literature survey [J]. IISE Transactions on Healthcare Systems Engineering,

2014, 4 (1): 49 -64.

[102] ZHU S, FAN W, YANG S, et al. Operating room planning and surgical case scheduling: a review of literature [J]. Journal of Combinatorial Optimization, 2019, 37 (3): 757 -805.

[103] MIN D, YIH Y. Scheduling elective surgery under uncertainty and downstream capacity con - straints [J]. European Journal of Operational Research, 2010, 206 (3): 642 -652.

[104] ROSHANAEI V, BOOTH K E C, Aleman D M, et al. Branch - and - check methods for multi - level operating room planning and scheduling [J]. International Journal of Production Economics, 2020, 220: DOI: 10. 1016/j. ijpe. 2019. 07. 006.

[105] ROSHANAEI V, NADERI B. Solving integrated operating room planning and scheduling: logic - based benders decomposition versus branch - price - and - cut [J]. European Journal of Operational Research, 2021, 293 (1): 65 -78.

[106] SUN Y, RAGHAVAN U N, VAZE V, et al. Stochastic programming for outpatient scheduling with flexible inpatient exam accommodation [J]. Health Care Management Science, 2021: DOI: 10. 1007/s10729 -020 -09527 - z.

[107] NEYSHABOURI S, BERG B P. Two - stage robust optimization approach to elective surgery and downstream capacity planning [J]. European Journal of Operational Research, 2017, 260 (1): 21 -40.

[108] 彭春，李金林，王珊珊，等. 考虑下游 ICU 病床容量约束的鲁棒手术计划调度 [J]. 系统工程理论与实践，2018，38 (3)：623 -633.

[109] ZHANG Y, SHEN S, ERDOGAN S A. Solving 0 - 1 semidefinite programs for distributionally robust allocation of surgery blocks [J]. Optimization Letters, 2018, 12 (7): 1503 -1521.

[110] SHEHADEH K S, PADMAN R. A distributionally robust optimization approach for stochastic elective surgery scheduling with limited intensive care unit capacity [J]. European Journal of Operational Research, 2021, 290 (3): 901 -913.

[111] DI MARTINELLY C, BAPTISTE P, MAKNOON M Y. An assessment of the

integration of nurse timetable changes with operating room planning and scheduling [J]. International Journal of Production Research, 2014, 52 (24): 7239 -7250.

[112] JIANG R, SHEN S, ZHANG Y. Integer programming approaches for appointment scheduling with random no - shows and service durations [J]. Operations Research, 2017, 65 (6): 1638 -1656.

[113] KONG Q, LEE C - Y, TEO C - P, et al. Scheduling arrivals to a stochastic service delivery system using copositive cones [J]. Operations Research, 2013, 61 (3): 711 -726.

[114] ERDOGAN S A, KRUPSKI T L, LOBO J M. Optimization of telemedicine appointments in rural areas [J]. Service Science, 2018, 10 (3): 261 -276.

[115] 董天舒, 张梅奎. 医院预约挂号模式在远程会诊调度环节的运用与思考 [J]. 中国医院管理, 2017, 37 (1): 40 -41.

[116] 徐儒, 徐泽同, 李柳柏. 一种远程医疗系统中多专家会诊的调度问题求解 [J]. 中国医院管理, 2010, 27 (9): 3352 -3355.

[117] LOEB A E, RAO S S, FICKE J R, et al. Departmental experience and lessons learned with accelerated introduction of telemedicine during the COVID - 19 crisis [J]. Journal of the American Academy of Orthopaedic Surgeons, 2020, 28 (11): E469 - E476.

[118] 阎崇钧. 门诊预约问题的建模和调度算法研究 [D]. 沈阳: 东北大学, 2014.

[119] 曹萍萍. 考虑患者行为因素的混合型门诊预约策略研究 [D]. 沈阳: 东北大学, 2014.

[120] ZHONG X. A queueing approach for appointment capacity planning in primary care clinics with electronic visits [J]. IISE Transactions, 2018, 50 (11): 970 -988.

[121] ZHONG X, HOONAKKER P, BAIN P A, et al. The impact of e - visits on patient access to primary care [J]. Health Care Management Science, 2018, 21 (4): 475 -491.

[122] LIU N, ZIYA S. Panel size and overbooking decisions for appointment based services under patient no shows [J]. Production and Operations

Management, 2014, 23 (12): 2209 - 2223.

[123] LUO J, KULKARNI V G, ZIYA S. A Tandem Queueing model for an appointment - based service system [J]. Queueing Systems, 2015, 79 (1): 53 - 85.

[124] YOUSEFI M, FOGLIATTO F S. Simulation - based optimization methods applied in hospital emergency departments: a systematic review [J]. Simulation - Transactions of The Society for Modeling and Simulation International, 2020, 96 (10): 791 - 806.

[125] LIN J, MUTHURAMAN K, LAWLEY M. Optimal and approximate algorithms for sequential clinical scheduling with no - shows [J]. IIE Transactions on Healthcare Systems Engineering, 2011, 1 (1): 20 - 36.

[126] SCHUETZ H - J, KOLISCH R. Approximate dynamic programming for capacity allocation in the service industry [J]. European Journal of Operational Research, 2012, 218 (1): 239 - 250.

[127] LI N, LI X, ZHANG C, et al. Integrated optimization of appointment allocation and access prioritization in patient - centred outpatient scheduling [J]. Computers & Industrial Engineering, 2021, 154: DOI: 10. 1016/j. cie. 2021. 107125.

[128] ZHAO J, WEN H. Dynamic planning with reusable healthcare resources: application to appointment scheduling [J]. Flexible Services and Manufacturing Journal, 2021 (3): DOI: 10. 1007/s10696 - 021 - 09411 - 0.

[129] CAYIRLI T, DURSUN P, GUNES E D. An integrated analysis of capacity allocation and patient scheduling in presence of seasonal walk - ins [J]. Flexible Services and Manufacturing Journal, 2019, 31 (2): 524 - 561.

[130] KLASSEN K J, YOOGALINGAM R. Appointment scheduling in multi - stage outpatient clinics [J]. Health Care Management Science, 2019, 22 (2): 229 - 244.

[131] SCHOENFELDER J, KOHL S, GLASER M, et al. Simulation - based evaluation of operating room management policies [J]. BMC Health Services Research, 2021, 21 (1): 271.

[132] ZHANG Z, XIE X. Simulation - based optimization for surgery appointment

scheduling of multiple operating rooms [J]. IIE Transactions, 2015, 47 (9): 998 - 1012.

[133] AISSAOUI N O, KHLIF H H, ZEGHAL F M. Integrated proactive surgery scheduling in private healthcare facilities [J]. Computers & Industrial Engineering, 2020, 148: DOI: 10. 1016/j. cie. 2020. 106686.

[134] 张政，谢晓岚，耿娜. 多目标优化下的手术室分派调度问题 [J]. 上海交通大学学报，2012，46 (12): 1983 - 1988.

[135] LIU N, TRUONG V - A, WANG X, et al. Integrated scheduling and capacity planning with considerations for patients' length - of - stays [J]. Production and Operations Management, 2019, 28 (7): 1735 - 1756.

[136] ZHUHADAR L P, THRASHER E. Data analytics and its advantages for addressing the complexity of healthcare: a simulated Zika case study example [J]. Applied Sciences - Basel, 2019, 9 (11): 1 - 16.

[137] CUDNEY E A, BARU R A, GUARDIOLA I, et al. A decision support simulation model for bed management in healthcare. [J]. International Journal of Health Care Quality Assurance, 2019, 32 (2): 499 - 515.

[138] BUTLER L, WHITFILL T, WONG A H, et al. The impact of telemedicine on teamwork and workload in pediatric resuscitation: a simulation - based, randomized controlled study [J]. Telemedicine and e - Health, 2019, 25 (3): 205 - 212.

[139] COUGHLAN J, EATOCK J, ELDABI T. Evaluating telemedicine: a focus on patient pathways [J]. International Journal of Technology Assessment in Health Care, 2006, 22 (1): 136 - 142.

[140] YANG N H, DHARMAR M, YOO B - K, et al. Economic evaluation of pediatric telemedicine consultations to rural emergency departments [J]. Medical Decision Making, 2015, 35 (6): 773 - 783.

[141] TRUONG V - A. Optimal advance scheduling [J]. Management Science, 2015, 61 (7): 1584 - 1597.

[142] YUAN B, LIU R, JIANG Z. A branch - and - price algorithm for the home health care scheduling and routing problem with stochastic service times and skill requirements [J]. International Journal of Production Research, 2015, 53 (24): 7450 - 7464.

[143] KLEYWEGT A J, SHAPIRO A, HOMEM – DE – MELLO T. The sample average approximation method for stochastic discrete optimization [J]. SIAM Journal on Optimization, 2002, 12 (2): 479 – 502.

[144] FU M C. Handbook of simulation optimization [M]. New York: Springer, 2015.

[145] SHAPIRO A, DENTCHEVA D, RUSZCZYNSKI A. Lectures on Stochastic Programming Modeling and Theory [M]. Philadelphia: Society for Industrial and Applied Mathematics, 2009.

[146] KALL P, MAYER J. Stochastic linear programming: models, theory and computation (2nd Edition) [M]. New York: Springer, 2011.

[147] BIRGE J R, LOUVEAUX F. Introduction to stochastic programming (second edition) [M]. New York: Springer, 2011.

[148] PAN X, GENG N, XIE X. A stochastic approximation approach for managing appointments in the presence of unpunctual patients, multiple servers and no – shows [J]. International Journal of Production Research, 2020: DOI: 10. 1080/00207543. 2020. 1744766.

[149] DENTON B, GUPTA D. A sequential bounding approach for optimal appointment scheduling [J]. IIE Transactions, 2003, 35 (11): 1003 – 1016.

[150] JIANG B, TANG J, YAN C. A stochastic programming model for outpatient appointment scheduling considering unpunctuality [J]. Omega – International Journal of Management Science, 2019, 82: 70 – 82.

[151] DENTON B T, MILLER A J, BALASUBRAMANIAN H J, et al. Optimal allocation of surgery blocks to operating rooms under uncertainty [J]. Operations Research, 2010, 58 (4): 802 – 816.

[152] GUL S, DENTON B T, FOWLER J W. A progressive hedging approach for surgery planning under uncertainty [J]. INFORMS Journal on Computing, 2015, 27 (4): 755 – 772.

[153] PANG B, XIE X, SONG Y, et al. Surgery scheduling under case cancellation and surgery duration uncertainty [J]. IEEE Transactions on Automation and Engineering, 2019, 16 (1): 74 – 86.

[154] ZHOU S, YUE Q. Appointment scheduling for multi – stage sequential

service systems with stochastic service durations [J]. Computers & Operations Research, 2019, 112: DOI: 10. 1016/j. cor. 2019. 07. 015.

[155] CASTAING J, COHN A, DENTON B T, et al. A stochastic programming approach to reduce patient wait times and overtime in an outpatient infusion center [J]. IIE Transactions on Healthcare Systems Engineering, 2016, 6 (3): 111 - 125.

[156] ZHOU S, YUE Q. Sequencing and scheduling appointments for multi - stage service systems with stochastic service durations and no - shows [J]. International Journal of Production Research, 2021: DOI: 10. 1080/ 00207543. 2020. 1862431.

[157] ZHOU L, GENG N, JIANG Z, et al. Public hospital inpatient room allocation and patient scheduling considering equity [J]. IEEE Transactions on Automation Science and Engineering, 2020, 17 (3): 1124 - 1139.

[158] DENTON B T. Handbook of healthcare operations management (second edition) [M]. New York: Springer, 2013.

[159] HALL R W. Handbook of healthcare system scheduling [M]. New York: Springer, 2012.

[160] HALL R W. Patient flow: reducing delay in healthcare delivery (second edition) [M]. New York: Springer, 2013.

[161] BABASHOV V, AIVAS I, BEGEN M A, et al. Reducing patient waiting times for radiation therapy and improving the treatment planning process: a discrete - event simulation model (radiation treatment planning) [J]. Clinical Oncology, 2017, 29 (6): 385 - 391.

[162] LINA A, EVREN S, ZIED J. A simulation model of French emergency medical service [M]. Singapore: World Scientific, 2017.

[163] EL - DARZI E, VASILAKIS C, CHAUSSALET T, et al. A simulation modeling approach to evaluating length of stay, occupancy, emptiness and bed - blocking in a hospital geriatric department [J]. Health Care Management Science, 1998, 1 (2): 143 - 149.

[164] WERKER G, SAURE A, FRENCH J, et al. The use of discrete - event simulation modelling to improve radiation therapy planning processes [J].

Radiotherapy and Oncology, 2009, 92 (1): 76 - 82.

[165] MATTHEW R, CHRISTOS V, MONSEY M, et al. Using discrete event simulation to design a more efficient hospital pharmacy for outpatients [J]. Health Care Management Science, 2011, 14 (3): 223 - 236.

[166] WILER J L, BOLANDIFAR E, GRIFFEY R T, et al. An emergency department patient flow model based on queueing theory principles [J]. Academic Emergency Medicine, 2013, 20 (9): 939 - 946.

[167] KIM S - H, WHITT W. Choosing arrival process models for service systems: tests of a nonhomogeneous poisson process [J]. Naval Research Logistics, 2014, 61 (1): 66 - 90.

[168] BEKKER R, KOELEMAN P M. Scheduling admissions and reducing variability in bed demand [J]. Health Care Management Science, 2011, 14 (3): 237 - 249.

[169] SAVAGE D W, WOOLFORD D G, WEAVER B, et al. Developing emergency department physician shift schedules optimized to meet patient demand [J]. Canadian Journal of Emergency Medicine, 2015, 17 (1): 3 - 12.

[170] KIM S - H, WHITT W. Are call center and hospital arrivals well modeled by nonhomogeneous Poisson processes? [J]. Manufacturing & Service Operations Management, 2014, 16 (3): 464 - 480.

[171] KIM S - H, VEL P, WHITT W, et al. Poisson and non - poisson properties in appointment - generated arrival processes: the case of an endocrinology clinic [J]. Operations Research Letters, 2015, 43 (3): 247 - 253.

[172] CHAN CW, DONG J, GREEN L V. Queues with time - varying arrivals and inspections with applications to hospital discharge policies [J]. Operations Research, 2017, 65 (2): 469 - 495.

[173] PARZEN E. On estimation of a probability density function and model [J]. Annals of Mathematical Statistics, 1962, 33 (3): 1065 - 1076.

[174] KOLKER A. Process modeling of ICU patient flow: effect of daily load leveling of elective surgeries on ICU diversion [J]. Journal of Medical Systems, 2009, 33 (1): 27 - 40.

[175] HASSIN R, MENDEL S. Scheduling arrivals to queues: a single - server

model with no - shows [J]. Management Science, 2008, 54 (3): 565 - 572.

[176] RUST C T, GALLUPS N H, CLARK W S, et al. Patient appointment failures in pediatric resident continuity clinics [J]. Archives of Pediatrics & Adolescent Medicine, 1995, 149 (6): 693 - 695.

[177] GE D, WAN G, WANG Z. A note on appointment scheduling with piecewise linear cost functions [J]. Mathematics of Operations Research, 2013, 39 (4): 1244 - 1251.

[178] PELLETIER S, JABALI O, LAPORTE G. The electric vehicle routing problem with energy consumption uncertainty [J]. Transportation Research Part B: Methodological, 2019, 126: 225 - 255.

[179] POSS M. Robust combinatorial optimization with variable budgeted uncertainty [J]. 4OR - A Quarterly Journal of Operations Research, 2013, 11 (1): 75 - 92.

[180] MAK H - Y, RONG Y, ZHANG J. Sequencing appointments for service systems using inventory approximations [J]. Manufacturing & Service Operations Management, 2014, 16 (2): 251 - 262.

[181] WEISS E. Models for determining estimated start times and case orderings in hospital operating rooms [J]. IIE Transactions, 1990, 22 (2): 143 - 150.

[182] DENTON B, VIAPIANO J, VOGL A. Optimization of surgery sequencing and scheduling decisions under uncertainty [J]. Health Care Management Science, 2007, 10 (1): 13 - 24.

[183] WANG P P. Static and dynamic scheduling of customer arrivals to a single - server system [J]. Naval Research Logistics, 1993, 40 (3): 345 - 360.

[184] ROBINSON L W, CHEN R R. Scheduling doctors' appointments: optimal and empirically - based heuristic policies [J]. IIE Transactions, 2003, 35 (3): 295 - 307.

[185] KUIPER A, MANDJES M. Appointment scheduling in tandem - type service systems [J]. Omega, 2015, 57: 145 - 156.

[186] BENDERS J F. Partitioning procedures for solving mixed - variables programming problems [J]. Numerische Mathematik, 1962, 4: 238 - 252.

[187] NAOUM - SAWAYA J, BUCHHEIM C. Robust critical node selection by benders decomposition [J]. INFORMS Journal on Computing, 2016, 28 (1): 162 - 174.

[188] 薛松, 曾博, 王跃锦. 基于 Benders 分解算法的跨区互联电力系统协调规划模型 [J]. 中国管理科学, 2016, 24 (5): 119 - 126.

附　　录

附录 A　科室划分

内科医学部	外科医学部	妇儿医学部	综合医学部	医技医学部
神经内科	胃肠外科	妇科	皮肤科	核医学科
肿瘤科	肝胆胰与肝移植外科	产科	咽喉头颈外科	放射科
放疗科	骨科	生殖医学中心	耳科	磁共振科
精神医学科	泌尿外科	小儿内科	鼻科	放射介入科
内分泌与代谢病科	肾移植科		口腔医学中心	超声科
肾脏内科	心血管外科		眼科中心	病理科
风湿免疫科	胸外科		神经介入科	检验科
心血管内科	神经外科			输血科
消化内科	甲状腺外科			物理诊断科
血液内科	小儿外科			营养科
感染性疾病科	肛肠外科			
呼吸内科	乳腺外科			
老年综合一科	血管外科			
老年内分泌科	整形外科			
老年心血管科	烧伤与修复重建外科			
老年呼吸睡眠科	疝与腹壁外科			
EICU	麻醉科			
	外科 ICU			
	腔内血管外科			

附录 B 远程会诊仿真总系统

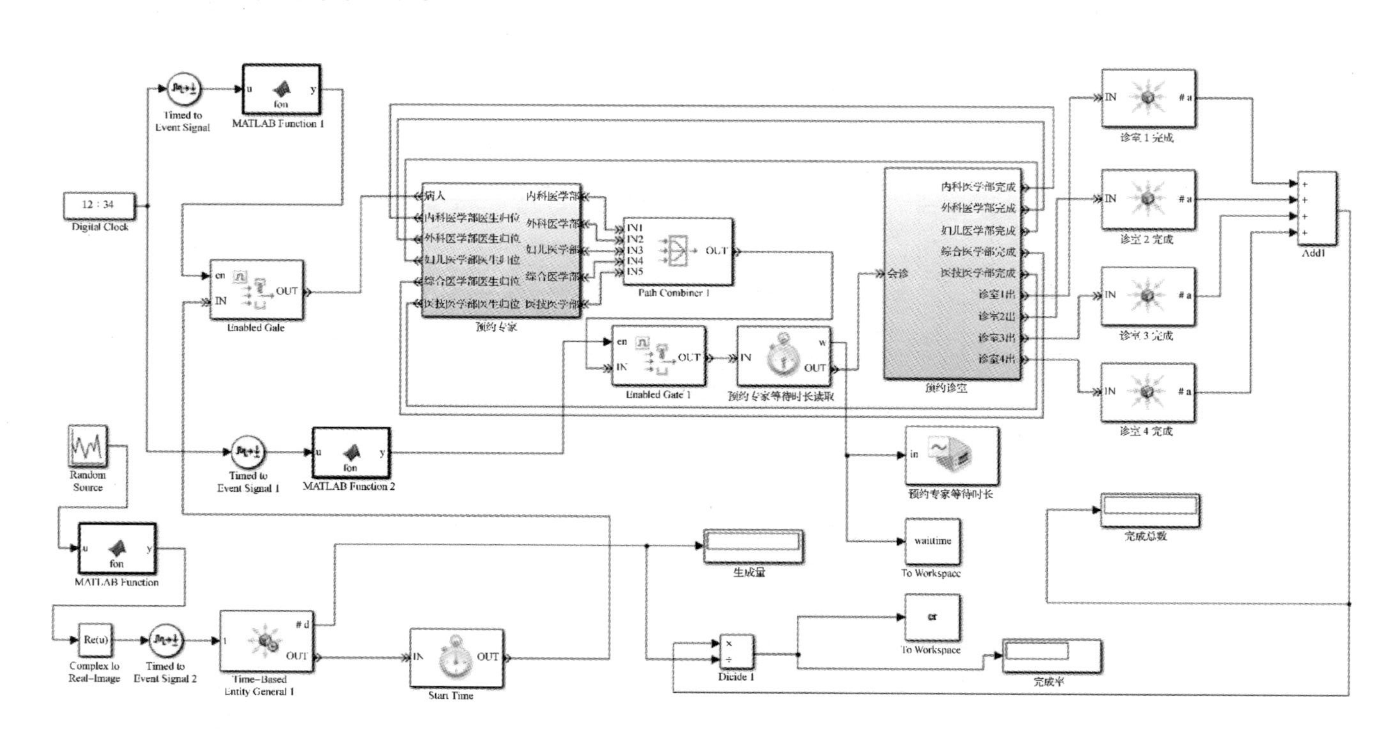

附录 F 不同换班时间和到达率下两种调度策略的系统性能值

$\varepsilon=1/4$	TSS 策略				PAE 策略			
λ	平均等待时间	等待时间方差	平均完成率	平均完成例数	平均等待时间	等待时间方差	平均完成率	平均完成例数
0. 03	17. 277 3	0. 195 3	0. 964 0	1 586. 06	15. 454 1	0. 341 3	0. 969 8	1 573. 50
0. 04	16. 870 3	0. 252 2	0. 964 5	1 585. 78	15. 044 7	0. 449 4	0. 970 3	1 573. 92
0. 05	16. 126 6	0. 298 6	0. 965 8	1 578. 08	14. 532 7	0. 489 2	0. 970 6	1 562. 84
0. 06	14. 571 6	0. 596 7	0. 969 4	1 553. 00	13. 915 6	0. 632 5	0. 973 0	1 540. 68
0. 07	12. 556 9	0. 477 7	0. 972 7	1 489. 16	12. 679 1	0. 721 7	0. 975 6	1 502. 02
0. 08	10. 651 6	0. 524 3	0. 975 8	1 378. 82	10. 633 5	0. 645 2	0. 975 5	1 415. 54
0. 09	9. 059 2	0. 552 1	0. 982 0	1 266. 84	9. 007 9	0. 732 6	0. 976 7	1 292. 86
0. 1	8. 127 4	0. 345 6	0. 983 6	1 160. 48	7. 649 9	1. 021 9	0. 983 2	1 177. 02
0. 13	6. 020 3	0. 459 3	0. 986 5	931. 04	5. 988 3	0. 720 2	0. 987 8	937. 72
0. 15	3. 885 2	0. 668 6	0. 991 6	819. 88	4. 522 7	0. 549 0	0. 989 2	818. 02
0. 17	2. 969 5	0. 591 8	0. 996 9	729. 64	4. 103 6	0. 436 4	0. 994 9	728. 18
0. 2	2. 706 1	1. 043 2	0. 996 5	638. 80	3. 578 5	0. 657 0	0. 996 8	636. 94
0. 25	2. 321 1	1. 389 3	0. 996 1	522. 94	3. 162 7	0. 467 2	0. 997 9	523. 92
0. 3	1. 795 4	1. 704 0	0. 996 7	430. 58	2. 908 1	0. 504 2	0. 995 8	430. 18
$\varepsilon=1/6$	TSS 策略				PAE 策略			
λ	平均等待时间	等待时间方差	平均完成率	平均完成例数	平均等待时间	等待时间方差	平均完成率	平均完成例数
0. 03	12. 929 6	0. 095 4	0. 973 8	2 160. 22	15. 437 5	0. 332 8	0. 969 9	1 573. 88
0. 04	12. 034 2	0. 137 7	0. 977 1	2 148. 02	15. 014 9	0. 351 6	0. 970 2	1 578. 26

续表

ε = 1/6	TSS 策略				PAE 策略			
λ	平均等待时间	等待时间方差	平均完成率	平均完成例数	平均等待时间	等待时间方差	平均完成率	平均完成例数
0. 05	9. 740 1	0. 378 6	0. 980 4	2 075. 76	14. 638 7	0. 418 1	0. 970 9	1 559. 70
0. 06	6. 971 0	0. 277 7	0. 983 1	1 877. 24	13. 709 3	0. 598 1	0. 972 1	1 544. 62
0. 07	5. 770 2	0. 148 5	0. 988 1	1 643. 54	12. 625 6	0. 804 2	0. 975 0	1 500. 56
0. 08	5. 255 1	0. 229 8	0. 987 7	1 460. 90	10. 738 2	0. 821 1	0. 976 4	1 416. 48
0. 09	4. 072 8	0. 240 3	0. 988 6	1 317. 62	8. 649 6	0. 836 6	0. 977 1	1 292. 14
0. 1	3. 226 2	0. 188 9	0. 995 1	1 191. 94	7. 778 4	0. 627 7	0. 982 9	1 176. 48
0. 13	2. 364 2	0. 199 4	0. 994 8	944. 72	5. 808 4	0. 780 6	0. 986 0	936. 42
0. 15	2. 192 0	0. 338 3	0. 996 7	824. 20	4. 716 8	0. 947 9	0. 988 6	817. 50
0. 17	2. 016 6	0. 252 8	0. 996 7	729. 60	4. 097 4	0. 436 6	0. 994 9	728. 18
0. 2	2. 017 4	0. 460 2	0. 996 9	640. 18	3. 393 0	0. 317 9	0. 996 5	637. 24
0. 25	1. 830 2	0. 931 7	0. 997 0	523. 42	3. 241 2	0. 506 0	0. 997 4	523. 62
0. 3	2. 223 6	2. 621 1	0. 996 3	430. 42	2. 875 1	0. 605 7	0. 995 3	429. 96

附录 G　专家不守时情形下变量间关系证明

（1）证明关系式：$s_{j+1}=a_j-k_j-\xi_j+k_{j+1}$

情形 1：$s_{j+1}=0$

$$=-v_{j+1}+k_{j+1}$$

$$=a_j-v_j-\xi_j+k_{j+1}$$

情形 2：$s_{j+1}=0$

$$=-v_{j+1}+k_{j+1}$$

$$=a_j-v_j-\xi_j+k_{j+1}$$

情形 3：$s_{j+1}=-v_{j+1}+v_{j+1}+s_{j+1}$

$$=-v_{j+1}+k_{j+1}$$

$$=a_j-v_j-\xi_j+k_{j+1}$$

情形 4：$s_{j+1}=a_j-v_j-\xi_j$

$$=a_j-v_j-\xi_j+k_{j+1}$$

情形 5：$s_{j+1}=s_{j+1}-u_{j+1}+u_{j+1}$

$$=s_{j+1}-u_{j+1}+k_{j+1}$$

$$=a_j-v_j-\xi_j+k_{j+1}$$

情形 6：$s_{j+1}=s_{j+1}+k_{j+1}$

$$=a_j-v_j-\xi_j+k_{j+1}$$

（2）证明关系式：$w_j=k_j-u_j$

首先证明 $w_{j+1}=k_{j+1}-u_{j+1}$，$j=1,2,\cdots,J-1$

情形 1：$w_{j+1}=v_{j+1}-u_{j+1}$

$$=k_{j+1}-u_{j+1}$$

情形 2：$w_{j+1}=v_{j+1}-u_{j+1}$

$$=k_{j+1}-u_{j+1}$$

情形 3：$w_{j+1}=v_{j+1}+u_{j+1}-v_{j+1}-u_{j+1}$

$$=v_{j+1}+s_{j+1}-u_{j+1}$$

$$=k_{j+1}-u_{j+1}$$

情形 4：$w_{j+1}=-u_{j+1}$

$$= k_{j+1} - u_{j+1}$$

情形5：$w_{j+1} = 0$

$$= k_{j+1} - u_{j+1}$$

情形6：$w_{j+1} = -u_{j+1}$

$$= k_{j+1} - u_{j+1}$$

当$j=1$时，$w_1 = (-u_1)^+$且$k_1 = u_1^+$。如果$u_1 \geqslant 0$，$w_1 = 0$，$k_1 = u_1 \Rightarrow w_1 = k_1 - u_1$；如果$u_1 < 0$，$w_1 = -u_1$，$k_1 = 0 \Rightarrow w_1 = k_1 - u_1$。综上，$w_j = k_j - u_j$，$\forall j$。

（3）证明关系式：$v_{j+1} = (k_j + \xi_j - a_j)^+$

情形1：$v_{j+1} = v_j + \xi_j - a_j$

$$= (v_j + \xi_j - a_j)^+$$

情形2：$v_{j+1} = v_{j+1} + \xi_j - a_j$

$$= (v_j + \xi_j - a_j)^+$$

情形3：$v_{j+1} = v_j + \xi_j - a_j$

$$= (v_j + \xi_j - a_j)^+$$

情形4：$v_{j+1} = 0$

$$= (v_j + \xi_j - a_j)^+$$

情形5：$v_{j+1} = 0$

$$= (v_j + \xi_j - a_j)^+$$

情形6：$v_{j+1} = 0$

$$= (v_j + \xi_j - a_j)^+$$